Le succès vous tend les bras de l'autre côté de la peur.

Secrets de magnétiseur pour soigner les énergies

Comment relancer sa vie par l'énergie

Laurence LCH

Table des matières

PARTIE 1 : COMPRENDRE L'ENERGIE VITALE

Introduction

Mes patients me demandent très souvent si je vends des formations. Je ne le fais pas.

Je ne crois pas aux discours « tout le monde peut le faire, il suffit de développer des capacités que chacun a en soi », ou « si vous êtes ici, en train de vous inscrire à notre stage, remerciez votre karma qui vous a guidé vers nous ». Pour moi, être magnétiseur c'est un Don. On l'a ou on ne l'a pas.

C'est comme pour la peinture ou la musique. Bien sûr, tout le monde a deux mains pour tenir un pinceau ou un archet. Mais avoir du Talent, c'est autre chose. Le Talent, c'est comme le Don, quelque chose d'indéfinissable et qui ne s'apprend pas intellectuellement par une méthode, un cours ou un protocole. On voit le résultat, c'est tout.

Personnellement, je ne saurai jamais jouer correctement d'un instrument (et j'ai essayé). Mais j'ai des yeux au bout des doigts. Je sais ressentir ce qui ne va pas chez l'autre. Et je sais le corriger.

Je ne crois pas non plus au secret. Ma pratique est ouverte et claire. J'explique ce que je fais, et si quelque chose vous parle au plus profond de vous, si vous sentez que ça, vous aussi vous pouvez le faire, alors c'est formidable.

L'art des magnétiseurs ne peut pas s'apprendre intellectuellement dans des cours ou des stages, mais il porte en lui une dimension qui peut se partager et se transmettre par le cœur, d'âme à âme.

Ce livre a été écrit pour que vous puissiez partager mon expérience, et y puiser ce qui est bon pour vous. Si une partie de vous résonne en le lisant, si vous sentez que quelque chose d'enfoui au plus profond de vous, une capacité endormie et oubliée se réveille au fil des pages et remonte à votre mémoire, alors c'est parfait.

Page après page, vous allez apprendre les principes de base sur l'énergie vitale, comment elle circule et pourquoi elle se bloque. Je vous explique en détail comment je fais pour percevoir les points de blocage, et plusieurs méthodes qui vous permettront de relancer la circulation de l'énergie, aussi bien pour vous que pour les autres.

Vous découvrirez que quand l'énergie recircule cela peut arranger beaucoup de choses : c'est bon pour la santé, le moral, la mémoire et la créativité, mais aussi pour la sexualité et la concentration. Même vos relations avec les autres, en famille, au travail ou bien avec des personnes que vous ne connaissez pas ou très peu deviennent naturellement plus fluides et plus faciles.

Vous trouverez dans ce livre un bref rappel des notions de Feng-Shui et de Chakras, et quelques astuces pour vous sentir bien à l'endroit où vous êtes. Vous comprendrez comment la disposition de vos meubles, la place où vous vous asseyez dans un restaurant ou chez quelqu'un a une influence sur votre bien-être. Vous découvrirez aussi ma méthode pour alléger certains lieux qui ont trop de mémoire.

Vous pourrez vous exercer à ma technique du regard inversé, qui permet de voir les auras qui rayonnent autour des personnes.

Vous comprendrez comment votre aura transmet vos émotions et interagit avec celles des autres. Vous pourrez prendre conscience de ce phénomène et apprendre à l'utiliser pour que vos relations se passent bien.

Vous trouverez dans ces pages un exercice pour vous entraîner à communiquer au-dessus des mots et vous mettre dans la meilleure condition possible pour vous permettre de faire de nouvelles et belles rencontres. Ainsi lorsqu'une rencontre importante arrivera, vous serez prêt.

Parce que vos énergies seront ouvertes, et votre vie aussi !

Quand vous aurez lu ce livre vous saurez comment vous préparer mentalement pour augmenter vos perceptions et être plus efficace et plus performant. Pas uniquement pour soigner, mais aussi dans tous les domaines de votre vie (travail, études, relations, etc.). Et pour que l'énergie circule bien dans votre vie, il faut commencer par l'essentiel : vous.

Je vous remercie et vous souhaite une bonne lecture et de belles énergies.

*

Si vous le souhaitez, vous pouvez me retrouver ici :
www.lch-info.fr

1.   Les bases : 2 choses à faire absolument !

L'énergie dans votre corps, c'est de la lumière en mouvement. Cela ressemble à un liquide lumineux qui irrigue vos cellules, vos organes et même, au-delà de votre corps… votre vie toute entière.

Dès que ce mouvement est perturbé par vos pensées, vos traumatismes, vos conditions de vie ou votre alimentation, etc, alors ce courant lumineux stagne et ralentit. Votre énergie circule mal.

Et que se passe-t-il quand un liquide stagne ? Il croupit et se ternit. Vous devenez sombre, vous tombez malade et vous ne vous reconnaissez plus vous-même.

Le mouvement est essentiel à une bonne santé, un bon moral et de belles énergies.

Vous devez donc prendre dès maintenant une habitude toute simple pour maintenir votre énergie en mouvement.

Commencez par prendre conscience de votre respiration, qui fait bouger vos muscles, vos côtes, et amène de l'air frais à votre cerveau.

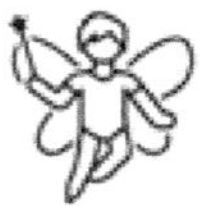

Vous devez absolument respirer par le nez !

La respiration normale se fait par le nez.

Les personnes qui respirent la bouche ouverte ont une très mauvaise habitude. Respirer par la bouche, ce n'est pas inspirer : c'est aspirer l'air à la manière de quelqu'un qui suffoque. C'est la respiration désespérée des gens qui étouffent dans leur existence.

Beaucoup ont malheureusement pris ce mauvais réflexe à cause du masque. Mais il n'est jamais trop tard pour changer !

Quand vous respirez par le nez, l'oxygène monte directement vers votre cerveau. Vous avez les idées plus claires, les soucis s'estompent et vos capacités mentales et physiques augmentent. C'est la clé pour retrouver votre plein potentiel, une bonne forme physique et activer vos capacités naturelles d'auto-guérison.

Non seulement chaque inspiration active votre cerveau, qui va naturellement vous aider à faire fonctionner tous vos organes, mais vous allez vous nourrir de l'énergie pure qui vous entoure et la faire tourner dans tout votre corps.

Essayez maintenant s'il vous plaît. Là, tout de suite, prenez quelques inspirations nasales très fortes et profondes et ressentez-en l'effet dans votre cerveau.

Soyez comme la roue d'un moulin. L'eau ou le vent sont là pour lui donner le mouvement. Cette énergie naturelle qui vient du dehors va permettre à tout le mécanisme dans le moulin de s'activer et de fonctionner.

Pour les être vivants c'est la même chose. Nous

baignons en permanence dans des courants d'énergie lumineuse qui nous animent et nous font vivre. A chaque respiration nous faisons tourner la roue du moulin de notre vie.

*

La deuxième chose que vous devez savoir absolument, c'est comment faire pour que votre énergie circule en flux puissant dans tout votre corps et ne se disperse pas.

Vous devez absolument préserver vorte énergie. Pour cela, il existe un interrupteur que vous pouvez choisir de mettre sur « on » ou « off ». Je vous conseille de le laisser tout le temps en position « on ».

**Cet interrupteur est au bout
de votre langue !**

Quand vous posez le bout de votre langue sur la petite bosse que vous avez à l'avant du palais, juste derrière les incisives supérieures, votre circulation d'énergie est préservée.

Prenez l'habitude de rester dans cette position tout le temps.

Placez votre langue en haut avec la pointe posée sur l'avant du palais et respirez par le nez : voici les deux clés pour déverouiller votre formidable énergie !

2.   Qu'est-ce que l'énergie dans le corps ?

Notre corps est sans cesse parcouru par des flux d'énergie invisible. C'est ce que les asiatiques appellent le Chi. Ce courant qui alimente et irrigue chacun de nos organes est nécessaire à la vie. C'est pourquoi on l'appelle aussi énergie vitale. Il ne s'arrête jamais, et tout au long de notre existence nous sommes parcourus et irrigués par ces flux d'énergie invisible dans tout notre corps et jusque dans la moindre de nos cellules.

Ce courant perpétuel monte et descend simultanément en empruntant des chemins spécifiques, qui ressemblent à des vaisseaux sanguins mais que l'imagerie médicale ne sait pas encore mettre en évidence. Ces canaux sont appelés des méridiens énergétiques. Ils forment un réseau très complexe qui passe absolument partout dans le corps.

Il existe donc en nous un deuxième système de circulation en plus de la circulation sanguine, mais invisible. Dans celui-là, le sang s'appelle le Chi (un flux d'énergie qui coule comme de la lumière liquide, incolore, inodore et impalpable) et les veines et les artères s'appellent des méridiens (que l'on ne voit pas non plus).

La vie est alimentée par un double circuit : visible et invisible. Le magnétiseur travaille sur la partie non visible, c'est-à-dire les flux d'énergie vitale qui parcourent les êtres humains. Le médecin travaille sur la partie visible.

Les énergies qui circulent dans notre corps ressemblent à de la lumière liquide. Elles se comportent comme un fluide.

Elles circulent de bas en haut et de haut en bas, à plus ou moins grande vitesse et elles imbibent, c'est-à-dire qu'elles irriguent de lumière les organes et les cellules qu'elles traversent.

Comme un fluide, elles peuvent prendre diverses consistances. Cette sorte de lumière liquide est plus ou moins épaisse, plus ou moins dense en fonction de l'endroit du corps et de l'état de santé de la personne. En fonction de son état émotionnel aussi.

Des énergies saines doivent être régulières et harmonieuses. Peu importe qu'elles circulent rapidement ou non. Leur vitesse leur appartient : elle dépend de leur trajet, de l'endroit du corps où elles se trouvent ainsi que de la personne elle-même. Chaque être humain est unique. Nous n'avons pas tous la même force énergétique, certains sont plus intenses, d'autres plus subtils et c'est parfait ! Par contre, il est important que l'énergie puisse se déplacer librement et sans obstacles le long des méridiens.

Le magnétiseur doit pouvoir suivre du doigt le trajet des flux d'énergie et ressentir la même sensation que s'il mettait le doigt dans un courant d'eau tiède et se laissait emporter. Il doit glisser au fil du courant, sans heurts ni changements brusques de rythme. C'est exactement comme descendre le cours d'une rivière : il existe dans notre corps des petits ruisseaux au flux rapide, et des grands fleuves tranquilles. C'est une situation normale chez une personne en bonne santé.

Mais si le magnétiseur, en suivant le fil d'un de ces cours d'eau énergétique constate que le fleuve régulier et calme se transforme par endroits en torrent de montagne tumultueux et tourbillonnant, alors il faut intervenir. Même chose si brusquement le cours de cette rivière est dévié, que le lit du ruisseau change brusquement de direction comme s'il contournait un rocher. Il ne doit pas y avoir de rocher dans le corps humain : des énergies qui changent brusquement de direction et dévient de leur parcours sans raison logique signalent qu'il y a un obstacle à enlever.

L'énergie du corps humain est comme de l'eau. Plus ou moins dense et épaisse, ou au contraire très fluide et presque aérienne, elle circule dans tout le corps, à son rythme mais il faut que ce soit de manière régulière et harmonieuse. Tout ce qui perturbe la libre circulation de cette lumière liquide représente un obstacle : quelque chose qui ne devrait pas être là et qui devra être enlevé. C'est aussi cela, le travail du magnétiseur : débloquer en profondeur ce qui entrave la libre circulation des énergies de la personne.

Une personne en bonne santé est une personne dont les énergies circulent bien, dans tout son organisme. Cela se sent : elle rayonne littéralement. En circulant dans le corps, les énergies non seulement alimentent celui-ci, mais aussi effectuent une sorte d'auto-nettoyage permanent qui permet de rester en forme, tant sur le plan physique que mental et émotionnel.

Une bonne circulation des courants d'énergie est inséparable d'une bonne santé physique et mentale.

C'en est à la fois la condition et la conséquence. Une personne qui va bien est fluide du point de vue énergétique, et réciproquement cette bonne circulation amène une sorte d'auto-nettoyage permanent et naturel qui permet de continuer à se sentir bien.

Pour cette raison, il est important d'entretenir et de faire vérifier de temps en temps le bon fonctionnement de vos énergies. Si nécessaire, un rééquilibrage associé à une libération des méridiens optimisera le passage des flux.

Enlever les obstacles et les bouchons (très souvent mis en place par des événements traumatisants anciens) fait du bien à tous les niveaux. Cela permet de rétablir une circulation énergétique normale et saine, capable de s'auto-réguler et de s'entretenir naturellement.

3.   Pourquoi notre énergie se bloque

L'énergie est une force qui circule à travers tout le corps, et qui ressemble à de la lumière liquide. C'est un flux. En irriguant votre organisme, elle apporte et entretient la vie dans chacune de vos cellules. Comme de l'eau elle nettoie tout sur son passage et entraîne les impuretés.

Sur un plan énergétique, les saletés sont tout ce qui à la longue, en s'accumulant au fil des années peut gêner voire bloquer le passage du Chi. Exactement comme des branches mortes peuvent bloquer le cours d'un ruisseau au dégel. Ou bien comme un bouchon qui se forme dans les canalisations de l'évier.

La circulation de l'énergie dans les méridiens est comme de l'eau dans des tuyaux : quand c'est engorgé, il faut nettoyer et déboucher. Mais l'endroit où ça déborde (votre symptome) n'est pas forcément là où est le bouchon.

Il existe un lien étroit entre les énergies et les émotions.

Il arrive que vos circonstances de vie, les événements qui vous arrivent affectent la libre circulation de vos énergies et créent des perturbations. Les expériences qui vous blessent et vous perturbent, surtout si elles sont très douloureuses, créent des points de blocage dans votre circuit énergétique.

Les énergies sont un fluide : comme de l'eau, elles vont alors s'adapter, contourner l'obstacle et trouver un autre passage. Cela fonctionne jusqu'à un certain point. Mais avec les années, les points de blocage se multiplient et vos énergies circulent de plus en plus difficilement. C'est alors que les problèmes apparaissent : grosse fatigue, stress, impression d'être déconnecté de vous-même, maladie et douleurs diverses…

Si vous recevez un coup violent, vous vous crispez et vous arrêtez de respirer. Sur le plan physique, heureusement, au bout d'un moment le corps reprend son fonctionnement normal. Il n'a pas le choix. Mais sur le plan énergétique, très souvent le blocage reste : les flux sont tellement rapides et fluides qu'ils contournent l'obstacle. C'est ce qui explique que des blocages énergétiques peuvent rester (et empoisonner l'existence) pendant toute une vie. On parle alors de mémoires émotionnelles (ou de mémoires cellulaires).

Les événements douloureux de votre vie peuvent vous impacter pendant très, très longtemps au niveau énergétique. Et ceci, même si vous les avez depuis longtemps surmontés, ou même oubliés. Leur empreinte reste à l'intérieur de vous. Parfois, cela vous pousse à agir en répétition, à répéter les mêmes erreurs de manière inconsciente.

Vous reproduisez encore et encore les mêmes situations, vous vous heurtez sans cesse aux mêmes difficultés parce que le circuit de circulation des énergies correspondant, celui qui devrait vous permettre de vous sortir de ce problème récurrent, est bloqué.

Le magnétiseur, en se connectant aux énergies sait identifier les points de blocage. Pour les libérer et remettre en circulation les énergies de son patient il doit détecter et résorber des nœuds énergétiques parfois très anciens, datant de plusieurs années, voir même – c'est fréquent - remontant à la toute petite enfance.

La bonne nouvelle, c'est qu'une fois qu'un point de blocage est libéré, alors l'énergie reprend son trajet instantanément. C'est exactement comme un plombier qui débouche une canalisation. Au début, l'eau qui coule sera peut-être un peu rouillée, mais une fois que c'est débouché, ça fonctionne et il n'y a plus qu'à attendre et laisser faire.

Le processus naturel d'auto-nettoyage est relancé et la personne peut évacuer l'impact causé par ses vieilles souffrances. Ce drainage va continuer pendant environ une semaine. Toutefois, cette durée peut beaucoup varier d'une personne à l'autre. On parle de temps d'intégration pour que le corps retrouve un nouvel équilibre.

Il existe certainement d'autres causes de perturbation des énergies de l'être humain. J'ai parlé ici des nœuds causés par des événements difficiles qui ont coincé des traces émotionnelles fortes dans le corps parce que ce sont les plus fréquents. Dans ma pratique professionnelle, je n'ai encore jamais rencontré aucune personne qui n'ait pas de blocages causés par des émotions anciennes.

4.   D'où vient notre énergie ?

Certaines personnes ont une énergie plus forte, plus vigoureuse que d'autres. Cela se perçoit d'emblée dans les auras, ce halo discret qui entoure chacun de nous (j'explique ma technique pour le visualiser dans le chapitre consacré aux auras).   Vous avez certainement déjà ressenti cette impression, que quelqu'un dégageait énormément d'énergie. Ou au contraire semblait complètement éteint.

Vous n'êtes pas né avec un capital énergétique donné, défini dès la naissance. Le stock d'énergie dont vous disposez n'est pas déterminé génétiquement comme par exemple le capital solaire. C'est vrai que la quantité d'énergie disponible varie d'un individu à l'autre. Mais c'est seulement la situation de la personne, au moment présent. Ce n'est pas une question de potentiel à la naissance.

 **Dès qu'il s'agit d'énergies, rien n'est jamais définitif.**

Vous souvenez-vous combien vous étiez joyeux et prêt à reconstruire le monde quand vous étiez jeunes et amoureux ? L'amour peut transformer complètement une personne du jour au lendemain. Les évènements heureux ont le pouvoir d'éclairer et de réchauffer notre cœur. Si nous ouvrons nos énergies tout peut changer très rapidement.

Vous pouvez rayonner aussi fort que n'importe qui. Tout simplement parce que ces flux d'énergie qui circulent en permanence dans votre corps et y entretiennent la vie ne proviennent pas de vous. Ils arrivent sur vous, vous nourrissent et vous font vivre, puis repartent. L'énergie vous traverse en permanence.

Comme les veines et les artères, les méridiens sont de différentes grosseurs et sillonnent absolument tout le corps. L'énergie à l'intérieur circule comme un liquide, passe absolument partout en irriguant tout le corps. Mais la comparaison s'arrête là. Car si les globules rouges sont fabriqués par votre organisme, l'énergie aussi appelée Chi n'est pas produite dans le corps. Elle vient de l'extérieur.

L'être humain est capable de s'approvisionner en énergie dans l'espace qui l'entoure. Votre corps sait inspirer l'énergie qui l'environne, exactement comme nos poumons inspirent l'air. Et ça tombe bien, parce que de l'énergie, il y en a partout autour de vous. Elle circule en permanence, remplit l'espace de son flux invisible.

Vous baignez tout le temps dans des courants énergétiques, de la même manière que vous êtes entouré de vent, ou de légers mouvements d'air. Vous êtes un brassage d'énergies, et votre environnement est sans arrêt parcouru de flots d'énergie en mouvement. Tout ça communique et se mélange dans un brassage ininterrompu. Vous échangez avec ce qui vous entoure. Et la voilure de votre corps prend le vent des énergies tout autour.

Mais comment fait votre corps pour se recharger avec les flux de forces qui l'entourent ? La tradition asiatique explique qu'il existe dans votre organisme des portes invisibles appelées Chakras. Ces Chakras captent les énergies extérieures et les redistribuent dans l'organisme. Il en existe probablement des centaines répartis sur tout le corps. Les principaux sont alignés le long de la colonne vertébrale. Il y en a sept. Chacun correspond à une partie du corps et active certaines fonctions.

Le Chakra supérieur, situé au sommet de la tête est la porte d'entrée principale du corps. C'est par lui que rentre la plus grande quantité d'énergie. Mais pas seulement. Chacun des sept chakras principaux, de même que la multitude de chakras secondaires disséminés sur tout le corps, tous attirent et absorbent de l'énergie extérieure dans un mouvement de siphon.

En permanence. Vous avez à votre disposition tout autour de vous une réserve infinie d'énergie pure et lumineuse dans laquelle votre organisme peut aller puiser librement. Les Chakras étant des organes sensibles et réactifs, il est très facile de les stimuler à condition de les avoir bien identifiés. Le chapitre sur les Chakras vous explique ça plus en détail.

Un organisme en bonne santé dispose naturellement de toute l'énergie dont il a besoin. Il se recharge en permanence, au fur et à mesure et est donc naturellement capable de récupérer très rapidement après un effort, une émotion violente ou une maladie. Nous sommes tous égaux sur ce point, et il n'existe pas de privilégiés. L'énergie est un bien commun et universel, à la disposition de tous en quantité illimitée.

5.   Les sept chakras principaux

Depuis la nuit des temps la tradition asiatique explique qu'il existe dans votre organisme des portes invisibles appelées Chakras.   Ces Chakras captent les énergies extérieures et les redistribuent dans l'organisme. Il en existe des centaines répartis sur tout le corps.

Les principaux sont alignés le long de la colonne vertébrale. Il y en a sept. Chacun correspond à une partie du corps et active certaines fonctions. En voici une brève présentation, en partant du bas du dos et en remontant jusqu'au sommet de la tête.

- Chakra 1 :

La terre, l'enracinement.

Entre les jambes. A l'opposé du sommet de votre tête.

Active les forces telluriques, anciennes.

Notions de mémoire et d'éternité.

- Chakra 2 :

La sexualité, la force de vie et l'enthousiasme.

Deux doigts au-dessus du bas du dos sur une personne assise.

Active le tonus et le désir. Notion de jeunesse.

- Chakra 3 :

La digestion, les émotions.

A l'opposé du nombril.

Active les fonctions digestives.

Notion de plénitude dans le moment présent.

- Chakra 4 :

Le système cardiaque, l'amour et l'âme.

Entre les seins, à l'opposé du creux sur le sternum.

Active le cœur et les sentiments.

Septième sens, organe de perception et intelligence émotionnelle. L'amour se ressent ici.

- Chakra 5 :

La respiration et les échanges.

Sous la bosse de bison.

Active les relations et la communication.

Notions d'horizontalité et d'intemporalité.

- Chakra 6 :

La perception, l'intuition.

Au milieu du front.

Active l'intuition et la création de projets.

Notion d'avenir et de prévisualisation.

- Chakra 7 :

La force, la plénitude.

Au sommet du crâne.

Active tout l'organisme.

Notions d'accomplissement et d'éternité.

Le Chakra 7 est la porte d'entrée principale et le généraliste du corps. C'est par lui que rentre la plus grande quantité d'énergie, et il la dispense vers tout l'organisme. En cas de doute, et si vous voulez stimuler les Chakras sans trop savoir lesquels utiliser, il faut choisir le 7. C'est un Chakra multifonctions et polyvalent. L'énergie qu'il reçoit est diffusée très rapidement dans tout le corps.

 **Un chakra pour augmenter
la joie de vivre ?**

- Bonus : Chakra $4^{1/2}$:

Le bonheur et la joie de vivre.

Ce chakra se trouve entre le 4 et le 5, à égale distance du creux entre les seins et du creux à la base du cou.

Il est utile d'activer de temps en temps les chakras, et c'est très facile car ils sont très réactifs. En les stimulant, on favorise de bons échanges d'énergie entre le corps et l'extérieur. Cela vous aide à garder une bonne santé, ainsi qu'un bon fonctionnement mental.

L'être humain est fait pour être en interaction avec toutes sortes d'énergies naturelles et infinies qui lui apportent force, joie et santé. Les chakras ont pour rôle d'approvisionner votre corps en lui apportant exactement les énergies dont il a besoin. Ils le font en permanence, 24h/24 et sans même que vous en soyez conscient.

On peut stimuler les Chakras de deux manières : par un toucher doux et /ou en les ressentant dans l'aura de la personne. Je vous l'explique plus en détail dans le chapitre 30 « la méthode simple pour les chakras ». Voyez aussi l'exercice proposé au chapitre 31 « comment équilibrer son énergie vitale ».

6.   Votre énergie déborde autour de vous

Vos énergies dépassent et débordent autour de vous. Elles ne sont pas enfermées dans les limites de votre peau. Votre aura est le prolongement de vos énergies internes.

Tous les êtres vivants dégagent de l'énergie autour d'eux, ils rayonnent à l'extérieur. De la même façon que votre corps émet de la chaleur, il irradie aussi une sorte de très jolie vapeur lumineuse invisible : l'aura.

Nous avons tous une aura et elle est différente pour chaque personne. Cette aura nous environne tous en permanence, c'est une partie de nous. Elle entre au contact de celle des gens que vous approchez sans que vous en ayez forcément conscience. Instinctivement, les gens se connectent et se reconnaissent les uns les autres aussi à travers leurs auras.

Le rayonnement qui se dégage de vous a une influence sur la manière dont les autres vous perçoivent, et le fait qu'ils aient envie de se rapprocher de vous ou pas. Nos émotions passent dans nos auras sous la forme d'ondes plus ou moins fluides.

Il vous est très certainement déjà arrivé de vous sentir attiré ou au contraire repoussé par certaines personnes, des gens que vous ne connaissez pas. Cette sensation d'attraction ou de répulsion ne s'explique pas par la logique. Vous ne savez pas pourquoi, mais certaines personnes inconnues vous attirent immédiatement plus que d'autres.

Ce sentiment d'être attiré par quelqu'un ou de ne pas le sentir se produit souvent dès la première seconde. Il est dû à la perception inconsciente que vous avez de l'aura de cette personne. Votre aura lit et décode celle des autres. Et bien sûr, les autres aussi perçoivent et décryptent automatiquement la vôtre.

Pourquoi les animaux attaquent-ils plus facilement les gens qui ont peur d'eux ? Parce qu'ils sentent la vibration de peur. Et ils la perçoivent à travers leur aura. C'est un phénomène vibratoire naturel, instantané et inconscient. C'est votre propre aura qui perçoit et accepte ou pas celle de l'autre.

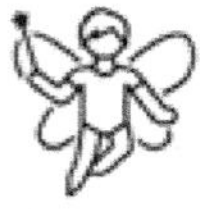 ## Ouvrez votre aura et sortez de votre « bulle »

Pour faciliter vos relations sociales, prenez conscience de votre aura et ouvrez-la. L'autre ne vous ressentira plus comme un obstacle, une forteresse invisible qui ne laisse pas passer son énergie. Lorsque vous essayez de vous protéger dans votre bulle, vous vous entourez d'une carapace dans votre aura. Les auras des autres vont s'y cogner, surtout si les autres en question sont eux aussi blindés dans leur rayonnement.

S'enfermer dans une bulle est une très mauvaise idée à long terme. Il vaut mieux s'ouvrir et accepter de laisser l'autre entrer dans votre aura.

L'équilibre énergétique des êtres humains se joue donc sur plusieurs niveaux :

- Dedans :

A l'intérieur du corps, grâce aux nombreux courants d'énergies qui le parcourent.

C'est ce que les asiatiques appellent le Chi, et c'est là-dessus que travaille l'acupuncteur. Un magnétiseur peut équilibrer et libérer ces flux à l'intérieur de l'organisme en touchant la personne qui consulte et grâce à un ressenti particulier qui consiste à aller chercher loin, sous la peau, puis dans les muscles, les os… Le magnétiseur, en touchant son patient va ainsi se « brancher » sur ses énergies et en prendre la mesure. Il saura ensuite ce qui ne va pas, et ce qu'il faut corriger.

- Dehors :

Autour du corps, dans ce que l'on appelle la couche aurique.

L'aura qui irradie de chaque personne est fluctuante, unique et personnelle. Sa forme, son intensité et sa texture ne sont pas uniformes autour des corps humains. C'est une sorte de nuage vivant et animé, lui-même composé de différentes couches englobées les unes dans les autres.

La première zone dans l'aura, celle qui rayonne contre la peau est reliée à l'état de santé physique de la personne. C'est elle qui en premier vous indique si quelqu'un est en forme, en bonne santé, au top de ses défenses immunitaires, etc. Elle est la plus facile à percevoir.

La deuxième couche est plus émotionnelle. Elle indique comment la personne se sent, ce qu'elle dégage à l'attention des autres et les charges qu'elle porte en elle-même. Le magnétiseur intervient sur les différents niveaux de l'aura, afin de les corriger, de les fluidifier là où c'est nécessaire.

Une bonne aura est une aura fluide et douce, sans points durs et la plus homogène possible.

Entre l'extérieur et l'intérieur du corps, les énergies doivent circuler le plus librement possible, entrer et sortir sans qu'il y ait de sensation de blocage ou de nœuds.

 **Une aura ouverte et fluide vous ouvre au monde.**

C'est ce qui vous met en harmonie avec l'univers.

Votre aura est absolument unique, comme le sont vos empreintes digitales. Laissez-la interagir avec la vie, et vous ouvrirez un grand champ de possibilités.

Les énergies de l'être humain forment un tout, et il est important de les aborder comme telles.

Travailler dans les auras, c'est pour votre magnétiseur comme tremper ses doigts dans de l'eau vivante. Personnellement, je trouve que c'est une expérience fabuleuse et je préfère commencer à travailler par les auras, parce qu'elles sont beaucoup plus subtiles que tout ce que l'on peut imaginer et que je les trouve fascinantes.

7.   Voir les auras : le regard inversé

Dans ce chapitre, je vous dévoile ma technique personnelle pour voir les auras. Ce n'est pas très compliqué, mais cela demande de l'entrainement.

Lorsqu'ils savent que je visualise les auras, la plupart des personnes me posent cette question :

« Mais est-ce que vous les voyez tout le temps ? »

La réponse est non. Lorsque je marche dans la rue, je croise et je vois les gens de manière absolument normale. Même chose si je m'assieds par exemple pour prendre un café avec quelqu'un. Voir les auras n'est pas quelque chose d'automatique chez moi. Cela me demande un (petit) effort conscient.

L'aura, c'est une énergie lumineuse en mouvement qui se dégage de chaque être vivant. C'est un halo qui entoure chacun d'entre nous, et dont nous sommes le centre. Cela ressemble à de la lumière liquide, une onde vaporeuse qui fait le lien entre nous et le monde.

Il existe un procédé qui permet de la photographier : la photographie KIRLIAN. N'hésitez pas chercher ce nom sur internet pour voir à quoi cela ressemble. Soyez conscient que votre aura est en réalité beaucoup plus large et vivante que ce que vous voyez sur ces images. Le procédé KIRLIAN ne capte pas encore toutes les vibrations subtiles de votre aura.

L'aura qui émane de vous est personnelle.

Comme les empreintes digitales, l'aura de chaque personne est unique.

De plus, elle est changeante. Selon comment vous vous sentez, selon les moments de la journée, etc. Les auras vivent, échangent et changent tout le temps. Elles bougent, et reflètent l'état dans lequel vous êtes à un instant précis. Elles ressemblent à de la lumière liquide. Et en effet, comme la lumière (naturelle) et comme l'eau, elles ne sont jamais à aucun instant exactement les mêmes.

Il paraît que les auras sont multicolores, et que c'est très beau. J'imagine que si les couleurs à l'intérieur changent en même temps que leur forme, que si les courants à l'intérieur sont colorés, tout ça doit être superbe. Mais je ne vois pas les couleurs. Seulement les formes et les mouvements.

Pour vous aider à comprendre ma technique, il vous faut un tout petit rappel de notions d'optique.

Vous l'avez peut-être déjà appris au lycée. Souvenez-vous du schéma d'un œil en coupe : lorsque l'on regarde quelque chose, la lumière entre dans l'œil par la pupille et vient imprimer une image sur la rétine, au fond de l'œil. Ensuite, le cerveau analyse cette image et vous permet de comprendre ce que vous voyez.

La vision, c'est donc de la lumière qui entre par le devant de l'œil (la pupille) et vient se fixer sur le fond de l'œil (la rétine).

Que se passe-t-il lorsque vous regardez quelque chose ? Allez-y : posez votre regard sur un objet devant vous. Qu'il soit proche ou éloigné, cela n'a aucune importance. Choisissez juste un objet dans votre champ de vision et regardez-le bien. Faites-le maintenant.

Quand vous regardez quelque chose, vous portez votre attention dessus. Votre regard part de votre œil et va se poser sur l'objet que vous regardez. Vous dirigez votre attention droit dessus. Vous focalisez et vous envoyez votre regard, votre attention et une partie de vous-même vers ce que vous regardez.

Lorsque je décide de voir une aura, je retourne mon regard. C'est-à-dire qu'au lieu d'aller poser mon regard VERS quelque chose, je laisse la vision ENTRER dans mes yeux.

Imaginez que vous regardez une fleur. Il y a une flèche qui part de votre œil vers la fleur : c'est la représentation habituelle de quelqu'un qui regarde quelque chose. Si vous voulez voir les auras, alors la flèche est dans l'autre sens : elle part de la fleur jusqu'à votre œil.

Pour voir les auras, souvenez-vous du fonctionnement de l'œil. Gardez à l'esprit que la vision, ce n'est que de la lumière qui pénètre dans votre œil. En prenant conscience de ce processus de la lumière qui pénètre dans votre œil, et non pas en allant chercher vers l'extérieur, mais juste en laissant venir, c'est alors que vous serez dans le bon état pour voir beaucoup de choses. Et particulièrement les auras.

J'appelle ça la technique du regard inversé parce qu'au lieu d'aller regarder VERS quelque chose, on laisse les

images entrer en soi. C'est la différence entre regarder et
voir.

**Voir, c'est laisser la lumière entrer
dans nos yeux.**

Vous pouvez vous exercer avec les animaux, les plantes,
les gens… Il est plus facile de commencer avec un fond
blanc, par exemple un organisme vivant posé sur une feuille
de papier ou devant un mur. Essayez : cueillez une fleur,
posez-la dans la paume de votre main et laissez entrer
l'image. Posez une feuille d'arbre fraîche sur une feuille de
papier blanc, ou prenez le temps de voir un arbre en entier.
Essayez de voir l'aura de votre main.

Entraînez-vous, c'est juste une habitude à prendre.

Au début, vous commencerez peut-être par apercevoir
des lueurs ou des mouvements fugitifs sur les bords de votre
champ de vision. C'est le signe que votre regard commence
à s'inverser, pas encore droit devant mais sur les côtés. Vous
êtes tout près de réussir. Essayez de ne pas retomber dans le
réflexe de fixer votre regard sur ce que vous venez
d'entrevoir.

8.   Quand le cerveau est vide et clair

Avant de pouvoir travailler sur vos énergies, vous devez d'abord en prendre conscience. Ce n'est pas absolument nécessaire, mais c'est beaucoup mieux.

Pour ressentir les énergies, que ce soient les vôtres, celles qui circulent en vous et alimentent la vie, ou celles d'une autre personne que vous essayez d'aider, il faut se mettre dans un état particulier qui vous donne une réceptivité maximale.

Cet état est celui du cerveau vide et clair.

Être à l'écoute de ses énergies est quelque chose d'inhabituel. Pour réussir à les percevoir, vous devez être ouvert et disponible dans votre tête. Le signal que vous cherchez à entendre est tellement léger et subtil, que vous ne l'entendrez que dans le plus complet silence.

C'est pour cela que vous devez absolument faire le silence dans votre tête.

Chassez toutes les pensées de votre esprit. La plupart des gens ont en permanence un flux de pensées bruyant, comme des voix qui parlent et tournent dans leur cerveau. C'est très fatigant, ça ne sert à rien et ça empêche de recevoir d'autres informations parce que ce flot de pensées prend toute la place dans votre cerveau.

Faire le silence dans son esprit demande de l'entraînement et de la volonté. Mais avec un peu d'habitude, je vous promets que vous y arriverez de plus en plus facilement. C'est vraiment très agréable et ça fait énormément de bien.

Quand vous aurez expérimenté le calme et la sensation de repos, de détente et de bien-être absolu que l'on ressent lorsque l'on ne pense plus en permanence à tout un tas de choses, alors vous ne voudrez plus vous en passer. Parce que c'est votre état naturel. Le cerveau humain au repos est vide de pensées.

Vous pouvez très bien vous débrouiller dans la vie en ne pensant que quand c'est utile, c'est-à-dire au moment d'agir. Quand vous avez besoin d'analyser une situation et de réfléchir rapidement à quelque chose, il est normal de solliciter votre cerveau. Mais **vos pensées ne sont pas votre intelligence**.

Dérouler tout un tas d'hypothèses et de suppositions en permanence ne sert qu'à fatiguer votre mental. Votre cerveau n'est pas un moteur capable de tourner à fond toute la vie sans surchauffer. Malheureusement, le cerveau de la plupart des gens n'est jamais au repos. Épuisant, non ?

La méditation ou le yoga peuvent beaucoup vous aider à vous déconnecter des pensées parasites et vous aider à vider votre esprit. Encore une fois, c'est une question de pratique. Vous pouvez vous entraîner partout, à n'importe quel moment. Vous n'avez même pas besoin de fermer les yeux.

 **Quqnd vos oreilles écoutent, votre voix intérieure se tait.**

Tendre l'oreille oblige à être attentif et fait taire le mental. Voici deux petites techniques pour vous entraîner :

- Ecoutez attentivement

Il est quasiment impossible de penser en même temps qu'on écoute de toute ses forces. C'est un réflexe de survie millénaire. Quand l'antilope entend une branche craquer sous la patte d'un fauve, son cerveau se fige : elle est toute ouïe, en état d'alerte et ne pense plus.

- Fermez les yeux ou défocalisez

Vous êtes assis dans les transports en commun, ou en train de faire la queue à la boulangerie ? Arrêtez de focaliser votre regard et votre attention. Laissez vos yeux flotter dans le vide, et oubliez de penser. Vos yeux vont se détendre naturellement, et votre cerveau suivra petit à petit. Si une pensée pointe le bout de son nez, chassez-la en douceur et laissez-vous planer.

Certaines personnes sont plus à l'aise avec les yeux fermés car elles s'isolent du monde extérieur.. Personnellement, je préfère regarder dans le vide car lorsque nous fermons les paupières nous nous plaçons automatiquement dans le même état que celui qui précède l'endormissement. Si vous avez des difficultés à vous endormir, si dès que vous vous couchez les pensées tournent dans votre esprit et que vous revivez mentalement votre journée avant de trouver le sommeil, alors essayez plutôt avec les yeux ouverts.

J'appelle cet état d'absence de pensées l'état du cerveau vide et blanc. Pourquoi blanc ? Parce que parfois, lorsque l'on chasse les pensées de son esprit avec les yeux fermés, on a l'impression de se trouver au milieu d'un grand vide noir ou rouge. On ressent un vertige. Cet état n'est pas le bon : on ne s'y sent pas particulièrement bien, et même si on peut parfois se sentir apaisé, ça ne vous recharge pas en énergies.

Lorsque votre cerveau est vide et clair, non seulement il est libéré de toutes les pensées parasites, mais aussi la seule chose qui remplit votre esprit est une sorte de lumière claire... et vide. Lorsque vous y êtes, vous ne ressentez rien, vous ne cherchez rien mais vous baignez simplement dans une luminosité blanche et douce, une zone de calme pur et de bien-être à l'intérieur de votre crâne.

Cette façon de se sentir mentalement est la base, l'état dans lequel le magnétiseur doit être pour pouvoir soigner et percevoir avec précision. Que vous recherchiez à vous connecter à vos propres énergies ou bien à celles d'une autre personne, c'est ainsi que vous ouvrez votre esprit de plus en plus aux perceptions les plus subtiles.

Faire taire les pensées inutiles libère de la place pour d'autres aptitudes.

9.   La souffrance est un blocage d'énergie

Si vous voulez soigner et rééquilibrer les énergies d'une autre personne, il est essentiel d'être parfaitement attentif à ce qui se passe chez l'autre. Pour cela, vous ne pouvez pas vous contenter de lui demander de vous dire ce qui ne va pas, où ça fait mal, et pourquoi. Il faut établir une vraie connexion avec la personne, à un niveau profond. Une connexion beaucoup plus vivante et plus profonde que l'échange verbal.

Dans une conversation normale, l'échange est en partie bloqué par les mots. Vous êtes attentif à ce que vous dit l'autre personne, à ce que vous devez lui répondre. C'est votre cerveau mental et logique qui travaille. Il y a un jeu de question-réponse, action-réaction purement intellectuel. Mais les mots ne sont pas toute la vérité. Une conversation ne peut exprimer qu'une partie de la réalité.

Pour être capable d'entrer en connexion avec les énergies intimes de la personne, vous devez établir un lien beaucoup plus complet et fort que celui de la simple discussion. L'échange verbal reste toujours superficiel, il est dans le paraître : une sorte de façade de ce que l'on veut bien montrer à l'autre. C'est un jeu social.

Dans ma pratique professionnelle, je commence par faire asseoir mes patients et je les regarde parler en même temps que je les écoute. Très souvent, j'ai la conviction que ce qu'ils me racontent, les problèmes qu'ils m'exposent et pour lesquels ils disent qu'ils viennent me voir ne sont pas la vraie raison de leur présence. Je sais qu'il y a autre chose : quelque chose de tellement gros, tellement important pour eux qu'ils ne peuvent même pas en parler ou même s'en souvenir. Pas encore.

En écoutant et en regardant parler les gens, faites au maximum le vide dans vos pensées. C'est de cette façon que vous entrez dans un état de réceptivité où vous n'êtes plus distrait. Vous pouvez alors être complètement disponible.

Il faut arriver à ce que votre esprit se taise, et ne soit plus qu'un espace rempli de lumière blanche. Un état de vide dans lequel vous ressentez une sorte de néant vide et noir n'est pas le bon. Vous devez en même temps que la personne vous parle vous sentir baigné intérieurement d'une luminosité claire et silencieuse. Ensuite, laissez venir les perceptions. Ecoutez votre intuition. Les informations vous parviennent et entrent en vous naturellement, facilement puisque vous êtes disponible et réceptif.

Dans cet état, vous commencez à avoir une idée de ce qui ne va pas chez la personne. Vous percevez ce qui la bloque, les endroits de son corps où l'énergie ne circule pas bien. Vous ressentez aussi quand la personne souffre et bloque ses énergies.

La souffrance est toujours un blocage d'énergies.

C'est en ressentant et en libérant ces énergies figées que le magnétiseur permet de libérer les souffrances même très anciennes. Idéalement, il faut accéder à la racine c'est-à-dire le traumatisme le plus ancien, celui sur lequel s'appuient tous les autres. Généralement, il faut procéder par couches successives. Un nœud d'angoisse libéré fait ressortir une peur plus ancienne et ainsi de suite. C'est pour cette raison que je préfère tra vailler en une seule séance et aller jusqu'au bout avant que les sables de la conscience ne se referment.

La souffrance est une masse d'énergies bloquées. En la libérant et en la remettant en circulation, alors le magnétiseur permet à son patient de l'évacuer. Les énergies recirculent, et la souffrance s'en va. Elle est drainée hors du corps et l'émotion douloureuse disparaît.

C'est cela, mon grand secret de magnétiseur.

Il faut identifier et reconnaître les points de blocage, les nœuds de souffrance dans le corps énergétique de la personne. Le fait de les libérer et de débloquer l'énergie à cet endroit permet à la personne d'évacuer les cicatrices émotionnelles. L'énergie qui circule à nouveau draine les séquelles des émotions et souffrances endurées, même très anciennes.

Le processus prend un temps variable. Certaines personnes vont se sentir immédiatement mieux, alors que d'autres vont se libérer plus progressivement, sur plusieurs jours durant lesquels leur stress ancien va – vraiment – couler hors de leur corps. La souffrance est comme une eau usée qui s'évacue pour laisser la place à des énergies propres et fraîches.

10.   La lecture énergétique du corps

La souffrance, qu'elle soit physique ou morale, est toujours liée à un blocage d'énergie. Même s'il peut aussi y avoir d'autres causes en plus.

Lorsque vous vivez une expérience traumatisante, vous contractez votre corps, une émotion énorme vous envahit et le réflexe naturel est de lutter contre pour la repousser de toutes vos forces. Vous ne voulez pas de cette souffrance qui vous déchire. Alors vous vous battez, vous essayez de lutter contre votre douleur. C'est un premier réflexe parfaitement normal. Mais ça bloque la circulation d'une partie de vos énergies internes. Ensuite, vous vous adaptez. Vous continuez à vivre et à avancer : on appelle cela la résilience.

En dépassant votre souffrance, bien souvent vous l'écrasez, vous l'enfouissez au fond de vous. Vous recouvrez vos peines de couches de courage, de volonté, de distractions ou de plaisirs. Mais la douleur reste là, profondément enfouie en vous. Même les personnes qui s'adaptent le mieux, celles qui rebondissent après les épreuves portent enfouies en elles les traces énergétiques de traumatismes passés.

Après un évènement désagréable, vous vous adaptez, et vos énergies aussi. Si une partie reste bloquée, les autres vont contourner l'obstacle, et trouver un moyen de passer, d'irriguer la personne malgré le blocage qu'elle porte en elle.

C'est comme de l'eau dans une rivière. Si une pierre vient

gêner le passage du courant, cela n'aura pas beaucoup d'effet sur l'ensemble de la rivière : l'eau va contourner l'obstacle et continuera de couler. Par contre, si au fil des années beaucoup de pierres s'accumulent, alors il peut y avoir des problèmes. Le cours d'eau peut être bloqué, l'eau peut stagner ou déborder n'importe comment. C'est la même chose pour la circulation des énergies dans le corps humain.

Si au cours de votre vie vous accumulez trop de souffrances émotionnelles, celles-ci sont comme des pierres dans un cours d'eau. Quelle que soit la capacité d'adaptation de la personne, il viendra un moment où elle aura de plus en plus de mal à faire face et à continuer de se sentir bien. Les énergies trouvent toujours d'autres chemins mais sur le long terme ça coince de plus en plus et à la fin, ça déborde ! C'est alors que le corps lâche ou que le psychisme s'effondre.

La personne entre alors en dépression, tombe malade ou développe des troubles du comportement. D'où l'importance de libérer les vieilles souffrances, celles qui ne se sont pas bien évacuées et qui restent présentes en vous même si vous ne vous en souvenez plus.

Le magnétiseur, en vérifiant les trajets des énergies de la personne va dans un premier temps chercher où il y a des perturbations ou des blocages. Cette première approche s'appelle une lecture énergétique du corps. Et selon les parties du corps où sont localisés ces mauvais passages des énergies, le magnétiseur a déjà une idée des problèmes que la personne peut rencontrer dans sa vie.

Par exemple, une surcharge d'énergie derrière les clavicules suggère que la personne a été agressée physiquement dans sa vie par quelqu'un de plus fort. Elle s'est sentie en danger et vulnérable. Incapable de se défendre, elle s'est protégée dans un mouvement de recul en plaçant ses bras avec les poignets croisés comme un bouclier devant elle, et l'énergie de violence et de peur est restée accumulée derrière ses clavicules. La personne a ensuite continué sa vie, et a oublié.

Elle s'est habituée à cette légère tension et n'y prête plus attention. Mais ce blocage gêne le passage des énergies vers les bras. Des années plus tard, ce patient a de grandes chances d'avoir les épaules crispées, toujours en tension. Il pourra aussi développer toutes sortes de problèmes dans les bras et les mains, et probablement ressentir en permanence au fond de lui de la colère dont il ne comprend pas la cause (puisque l'émotion de violence ancienne ne s'est pas évacuée).

Ce patient est en conflit interne : il lutte contre une envie plus ou moins inconsciente de tout casser dont l'origine date de très longtemps, et en même temps il garde des traces de peur voire d'impuissance. Ceci est un exemple classique de lecture des énergies du corps.

Dans cet exemple, si une personne a les énergies du bras nouées et que ça remonte aux clavicules, le magnétiseur intervient sur la source du conflit. En plus de libérer le blocage, il est important de dire à la personne ce qui lui est arrivé. Il faut lui expliquer que son corps est resté dans une position énergétique de personne fragile agressée par un plus fort. Peut-être dans l'enfance ? Même si la personne ne s'en souvient vraiment pas, le fait de lui expliquer participe à sa guérison. Les énergies se remettent à passer et à couler rapidement le long des bras.

La lecture énergétique du corps fonctionne comme ça. En cherchant le point de blocage initial, et en reconnaissant l'émotion qui en a été la cause, on permet à la personne d'évacuer de son corps et de ses énergies les traumatismes passés.

11. Le Feng-Shui

Vous vivez dans un monde parcouru d'énergies. Partout et tout le temps vous êtes placé au milieu d'un brassage incessant de courants énergétiques invisibles. Exactement comme l'air et le vent qui vous entourent sans que vous en soyez forcément conscient.

Cette énergie est bien connue dans la tradition asiatique, où elle est appelée Chi. Elle circule dans le corps humain, mais c'est aussi la base du Feng Shui. Le Feng-Shui est une science millénaire qui s'occupe d'harmoniser les courants d'énergies dans les espaces, et tout particulièrement dans les habitations.

Feng Shui signifie Vent et Eau. Parce que comme le vent et l'eau, les énergies circulent sous forme de courant, elles sont un fluide invisible, qui n'a pas de forme propre et peut prendre toutes les formes.

Elles vous entourent, vous irriguent. Parfois violentes, parfois douces. Un surplus d'énergies dans un lieu crée un environnement yang. A l'inverse, des énergies lentes donneront une ambiance plus yin.

Les fast-foods utilisent cette particularité. Ils sont souvent conçus comme des endroits très yang, où les flux d'énergie en circulation sont rapides afin de pousser les gens à manger rapidement et beaucoup, mais également à repartir vite. L'objectif d'un fast-food n'est pas que les gens s'y ramollissent et restent là, détendus, à attendre. Il faut du passage, une clientèle rapide, qui consomme et qui bouge.

Ce résultat se travaille aussi grâce aux énergies, en construisant un endroit très yang, avec des couleurs vives, des matériaux durs, des angles et des lignes droites qui accélèrent le passage des énergies.

Inconsciemment, votre organisme se calque et s'adapte au rythme et à la nature des énergies qui vous entourent. Vous les subissez ou bien vous les utilisez, comme un voilier sous le vent.

Le Feng-Shui explique que des énergies harmonieuses dans le foyer, le lieu de travail, et plus généralement les endroits où vous êtes amené à passer beaucoup de temps, amènent santé et prospérité aux occupants. Parce que vous êtes en interaction permanente avec les énergies qui vous entourent. Elles vous alimentent, vous les recevez sans même vous en rendre compte grâce à des portes invisibles réparties sur tous votre corps : les Chakras.

Les chakras sont des systèmes qui captent et organisent les flux énergétiques dans votre corps. Ils ne sont pas visibles à l'œil nu, l'imagerie médicale ne sait pas les mettre en évidence mais les traditions asiatiques millénaires en parlent depuis toujours.

C'est aussi grâce à eux que vous ressentez les ambiances liées à certains endroits. Il vous est certainement déjà arrivé de vous sentir mal à l'aise dans un lieu, et de vous déplacer presque sans réfléchir afin de ne plus être placé dans un courant d'énergie qui ne vous convient pas. Par exemple, au restaurant, vous avez peut-être déjà commencé par vous asseoir sur la chaise la plus proche avant de changer d'avis rapidement et de vous déplacer.

Inversement, il y a des endroits qui vous conviennent. Des lieux où vous vous sentez bien, où vous êtes calme et détendu, tout en gardant l'esprit vif. Alors, vous essayez de comprendre ce qui fait que vous aimez tellement être là. Le premier élément qui vient à l'esprit est la décoration. Vous essayez de retenir ce qui vous plait, ce qui vous semble beau pour le reproduire chez vous. Bien sûr que la décoration et l'esthétique sont très importantes. Mais ce n'est que la partie visible de ce qui fait que l'on se sent bien quelque part.

Pour rendre un lieu agréable, il faut d'abord que celui-ci soit bien configuré. Personne n'aime rester assis dans un couloir (par exemple une salle d'attente) parce que ce sont des endroits tout en longueur où le Chi (flux d'énergie) circule vite, comme un torrent. Les zones de courant droit et rapide créent du stress. Nous préférons tous des pièces plus dégagées où l'énergie ne file pas tout droit mais prend le temps de tourner, d'onduler. C'est plus en conformité avec ce qui se passe à l'intérieur de votre propre corps.

Une variété suffisante et un bon équilibre entre les matériaux est aussi importante : le Feng Shui en identifie cinq principaux : le bois, le métal, l'eau, la terre et le feu (ce dernier est symbolisé par le rouge et les formes triangulaires). Chacun de ces cinq éléments dégage une énergie propre, et pour se sentir bien et confortable, il faut un peu de tout. Les intérieurs très design, tout en blanc et métal peuvent être jolis à l'œil mais ils sont rarement agréables à vivre.

Il faut aussi éviter les angles saillants, qui font rebondir les courants d'énergie en flèches. Le Feng-Shui les appelle des flèches empoisonnées. Une personne assise contre l'angle pointu d'une table recevra dans ses énergies la projection de cette forme. Même si consciemment elle ne s'en aperçoit pas, son organisme le ressent. La personne alors se fatigue plus vite, si elle est assise à une table de travail elle est moins productive, et dans le cadre d'une soirée elle s'éteindra et sera fatiguée avant les autres.

Les directions nord-sud ont aussi leur importance. L'énergie dans les lieux a une présence magnétique. Sa qualité n'est pas la même selon la direction d'où elle vient. Tout ceci est très complexe, et si vous n'êtes pas un spécialiste du Feng Shui, alors voici un petit conseil très simple : si vous ne vous sentez pas à l'aise quelque part, faites attention à votre ressenti intérieur et déplacez-vous un peu.

Prenez conscience de vos énergies, de comment vous vous sentez et déplacez-vous légèrement. Par exemple, le fait de tourner un peu sur vous-même fait que vous n'êtes plus face au nord, qui est la direction de la concentration mais qui ne favorise pas la communication. Il y a de grandes chances pour que juste en faisant ça, cette légère rotation, vous soyez plus à l'aise pour discuter avec les personnes qui sont autour de vous. Et si vous vous rendez compte que vous êtes assis en face du coin saillant d'une très jolie table basse : décalez-vous. Vous serez certainement plus à l'aise loin de cet angle qui vous pique dans votre aura.

Les flux d'énergie ambiante vous sont nécessaires : ils vous alimentent. Mais ils peuvent aussi vous perturber. Ils affectent en premier votre aura, ce halo lumineux qui rayonne en permanence autour de vous et qui fait partie de vous.

# Se déplacer légèrement peut changer les énergies qui vous entourent

Si vous vous sentez mal quelque part, commencez par vous mettre à l'écoute de votre propre énergie et déplacez-vous un peu. Il se peut que vous soyez juste placé au mauvais endroit pour vous, c'est-à-dire dans un courant d'énergie ambiante qui ne vous convient pas et qui vous perturbe.

Ce petit geste simple peut vous sauver la mise dans bien des situations (au travail ou chez des gens, lors d'un rendez-vous amoureux, un entretien professionnel, un oral d'examen, etc.). Pensez-y.

12.   Logements et mémoire des murs

Le Feng Shui est la science qui étudie la circulation des énergies dans l'espace, aussi bien à l'extérieur qu'à l'intérieur des habitations. L'idée de base est que les énergies doivent circuler librement dans l'espace, en souplesse et en ondulant (comme le cours d'une rivière). Comme l'air ambiant, les énergies à l'intérieur des habitations ne doivent ni stagner ni se transformer en courant d'air. Le bien-être des occupants en dépend.

Pour le magnétiseur, il existe aussi d'autres perturbations spécifiques. L'énergie d'un lieu change au fil du temps. Elle varie selon sa configuration et aussi selon son histoire.

Vous ressentez instinctivement, plus ou moins consciemment, l'énergie des endroits où vous êtes. Vous est-il déjà arrivé de rentrer dans une pièce juste après que des gens s'y soient violemment disputés ? Avez-vous senti cette tension presque palpable qui vibre encore dans l'atmosphère ?

Même chose lorsque vous entrez dans un bureau ou une salle de travail juste après une réunion particulièrement longue et intense ou un examen : il y a dans l'atmosphère une dimension électrique qui est la trace de l'effort soutenu qui y a été fait juste avant par plusieurs personnes. Ce sont des vibrations humaines, qui se sont dégagées là et qui imprègnent l'espace pendant un moment encore, comme si les murs résonnaient, à la manière d'un écho qui persiste et renvoie le son même longtemps après qu'il s'est tu.

Les lieux ont une mémoire. Ce qui s'y passe laisse des traces invisibles, comme un très fin dépôt de poussière. Une maison ancienne n'a pas la même présence qu'une maison neuve. Les vies de ceux qui y ont habité ont laissé leur empreinte dans les murs. C'est pour ça que presque toutes les personnes ont une préférence nette, soit pour les vieilles bâtisses, soit pour les constructions récentes.

 **Les endroits anciens sont souvent les gardiens de nos souvenirs.**

Dans une maison ancienne, les événements qui s'y sont passés ont peu à peu déposé leur empreinte invisible, ce que j'appelle la mémoire des murs. Bonnes ou mauvaises, heureuses ou pas, les circonstances ont imprimé leurs traces en couches successives et cela se ressent. Vous pouvez même toucher cette mémoire.

Voici comment faire.

Dans un logement de préférence ancien, placez-vous face à un mur à une distance d'environ un mètre.

Faites le vide dans votre esprit. Chassez les pensées parasites.

Tendez votre main devant vous, et rapprochez-la tout doucement paume ouverte et face au mur comme si vous alliez le toucher ou vous appuyer dessus, mais restez à distance.

Bougez doucement votre main et tracez des cercles lents, des huit, la paume toujours ouverte et parallèle au mur. Ressentez-vous quelque chose ?

Ce que vous cherchez, là, en approchant votre paume d'un mur, c'est à toucher l'énergie invisible de celui-ci. Son aura, en quelque sorte. Au fil du temps, une couche plus ou moins épaisse s'est déposée ici, a recouvert la surface des murs anciens comme de la poussière qui se dépose. C'est un processus long, une empreinte qui se forme à partir de toutes les énergies qui se sont bousculées dans la pièce.

Les choses qui se sont passées ici, les événements qu'ont vécu les anciens habitants, tout cela appartient au passé. Mais les vibrations ont imprégné les murs un peu comme de la pâte à modeler. Ou si vous préférez comme des sillons tracés sur un disque vinyle : si vous avez le saphir (votre main), vous pouvez les lire.

Vous devriez ressentir dans la paume de votre main, ou bien tout au bout de vos doigts une sorte de résistance. Comme si vous touchiez une matière un peu souple. Cette sensation peut être très légère, ou ressembler à de légers picotements un peu électriques. Certaines personnes perçoivent un changement de température : chaud ou froid, ça dépend. Ne pensez à rien et soyez attentif aux sensations dans vos doigts, dans vos mains. Main gauche ou main droite, cela n'a aucune importance. Vous pouvez utiliser l'une ou l'autre, ou bien les deux mains en même temps.

Avancez- vous, et rapprochez-vous tout doucement de votre mur. Les sensations s'accentuent. La résistance sous votre main devient plus importante. Une fois que vous la sentez parfaitement bien vous pouvez, si vous le souhaitez, nettoyer les mémoires des murs.

Pour nettoyer et effacer la mémoire d'un mur, il faut garder l'image des souvenirs qui sont comme de la poussière qui se dépose. Imaginez que vous tenez un chiffon invisible, et frottez ! Attrapez cette couche de mémoire et jetez-la au loin, dispersez-la avec votre main. Là, dans cette densité que vous sentez autour du mur, faites des mouvements rapides avec la main pour l'évacuer, la nettoyer. Claquez vos mains pour envoyer votre énergie dans la résistance que vous percevez et la décoller. Soyez rapides mais ne soyez pas agressifs.

Respectez la vieille bâtisse, ses vieilles pierres et la patine de souvenirs heureux dont elles se sont chargées au fil du temps.

13.   Bien utiliser le pendule

On trouve dans le commerce une énorme variété de pendules différents. Il y en a pour tous les goûts, et on vous expliquera probablement que telle ou telle matière, telle ou telle forme sera plus ou moins bien accordée à votre personnalité. Et vous trouverez toujours des commerçants peu scrupuleux qui essayeront de vous vendre à prix d'or un instrument magique taillé dans une quelconque pierre plus ou moins exotique, et qui vous donnera à coup sûr c'est promis la réponse à toutes vos questions.

Vous pouvez avoir un réel coup de cœur pour un objet, parce que vous le trouvez beau, que vous en avez très envie. Dans ce cas, faites-vous plaisir si vous le pouvez. Mais soyez bien conscient alors que vous achetez votre pendule comme vous achèteriez un bijou : parce qu'il vous plait, et non parce qu'il aura des propriétés spéciales. Ce n'est jamais parce qu'un pendule coûte cher qu'il est plus efficace.

En effet : l'efficacité n'est pas dans l'instrument, elle est dans la personne qui s'en sert. N'oubliez jamais ça (surtout si vous êtes dans une boutique d'articles ésotériques).

Le pendule est une sorte d'antenne branchée sur l'inconscient qui, tenu d'une certaine façon, interagit entre les vibrations de la personne qui l'utilise et les vibrations extérieures.

Concrètement, un pendule, c'est une masse symétrique et équilibrée accrochée au bout d'un fil (ou une chaîne, une cordelette, ou même un cheveu...). La forme symétrique permet d'avoir une rotation régulière. Le poids de l'objet est fonction de votre ressenti, de votre préférence et de l'épaisseur de la chaîne ou de la ficelle sur laquelle vous attacherez votre pendule.

Vous pouvez parfaitement vous faire un excellent pendule avec des objets simples du quotidien, tels que par exemple :

- Une bague sur une chaîne
- Une aiguille sur un fil
- Une perle sur un fil
- Une médaille et sa chaîne
- Une clé et un bout de ficelle, etc…

Les possibilités sont infinies. Une fois que vous avez trouvé votre instrument adéquat, voici un petit test amusant pour savoir si vous avez du magnétisme (il faut être deux pour le faire) :

Placez-vous debout, les jambes légèrement écartées.

Frottez vos deux mains l'une contre l'autre pendant dix secondes.

Tenez votre pendule entre le pouce et l'index, ou entre le pouce et le majeur.

Attendez qu'il s'immobilise puis fermez les yeux.

Ne bougez plus.

Levez doucement votre autre main, et posez-la sur votre front.

Demandez à l'autre personne qui est avec vous ce qui se passe.

Si vous avez du magnétisme, votre pendule devrait se mettre à tourner de lui-même.

Si vous faites ce test et que votre pendule ne bouge pas, cela ne signifie pas que vous serez incapable de vous en servir. Gardez confiance, entraînez-vous et voyez ce qui se passe. Beaucoup de personnes ont échoué à ce petit test « à l'aveugle » mais réussissent pourtant à utiliser leur pendule. Ce test révèle un certain type de flux, mais ne vous empêche pas de pouvoir quand même être radiesthésiste.

Le pendule est utilisé surtout pour répondre « oui » ou « non » à des questions simples, parfois pour localiser quelque chose que l'on a égaré. C'est une technique basée sur les ressentis inconscients de la personne qui l'utilise et donc les résultats sont à prendre avec précaution. Il est vrai que certaines personnes obtiennent des résultats très étonnants, mais ce que vous dira votre pendule ne doit pas être considéré comme une vérité absolue.

Les pendules peuvent mentir ou se tromper. Soyez très prudent, surtout si vous vous en servez à la demande de quelqu'un d'autre. Vous pourriez sans le vouloir influencer les gens et les induire en erreur.

Vous risquez aussi de vous induire vous-même en erreur et de vous engager dans une mauvaise direction.

Par le pendule, c'est votre inconscient qui parle : n'appelez personne !

Méfiez-vous : le pendule doit vous connecter à votre inconscient, à la partie de vous qui sait. **Ne l'utilisez jamais pour tenter d'entrer en contact avec quelque chose d'extérieur.**

La mode actuelle de s'adresser à des « guides » est à cet égard très dangereuses. Vous risquez de faire du spiritisme sans le vouloir. Je vous mets vigoureusement en garde contre ça.

La personne qui travaille avec le pendule s'appelle un radiesthésiste, et ce genre d'activités demande une grande prudence par rapport à ce qui sera dit. Souvenez-vous que les pendules peuvent mentir ou se tromper. Restez modeste.

14.   Les baguettes de sourcier

Les baguettes de sourcier sont faites avec un morceau de branche fourchue, en forme de Y.   On les appelle traditionnellement bâtons de sourcier parce qu'elles servent pour trouver de l'eau.

En marchant, les baguettes en main, certaines personnes savent ressentir la présence d'eau souterraine, et peuvent aussi en déterminer la profondeur. Concrètement, le sourcier se déplace sur le terrain et les baguettes s'inclinent, comme si elles étaient appelées par la terre, en passant au-dessus d'un point d'eau. C'est très impressionnant. Mais c'est un Don, on l'a ou pas.

Pour fonctionner, les baguettes doivent être fraîches. Il faut les tailler dans un bois souple. Le coudrier, le noisetier et le figuier conviennent très bien. La personne qui utilise cet instrument s'appelle un radiesthésiste, mais je trouve que le terme de sourcier est plus joli.

Le sourcier va commencer par choisir un ou plusieurs arbres, et leur demander la permission. C'est important. Cela lui permet de savoir exactement où se trouve la fourche de bois qu'il va prélever, en bon accord avec l'énergie de l'arbre. Une fois qu'il sait précisément où il doit couper, il prélève une fourche, en forme de Y bien symétrique et régulier. Les deux branches qui se séparent doivent être de la même épaisseur, environ celle d'un doigt. On leur laisse une longueur suffisante pour pouvoir bien les empoigner.

Le sourcier va tenir les deux branches du Y fermement, à

la manière dont on empoigne un guidon de vélo. En utilisant les baguettes, le magnétiseur crée une jonction entre celles-ci et la terre. Il faut donc qu'il se sente connecté au sol, c'est-à-dire qu'il prend pleinement conscience du contact de ses pieds par terre ainsi que de son propre poids. Puis, après avoir fait le vide dans ses pensées, il écarte les branches des baguettes entre ses poings.

Les deux branches des baguettes sont en tension, le magnétiseur est bien relié à la terre et son esprit est vide de toute pensée. Il peut avancer. Les baguettes réagiront très nettement quand elles rencontreront le champ d'énergie de ce qui est recherché (de l'eau le plus souvent).

Certains magnétiseurs ont une énergie telle qu'ils sèchent les baguettes en l'espace de quelques heures. Le bois devient cassant et se brise, ce qui les oblige à en changer plusieurs fois par jour. J'ai rencontré des personnes comme ça. Ils utilisent alors souvent des baguettes en métal, achetées dans le commerce qui n'ont pas le même charme, mais qui ont l'avantage de durer dans le temps. J'ai eu l'occasion d'en essayer : cela fonctionne, mais le ressenti est complètement différent. Personnellement, je suis heureuse de ne pas sécher les baguettes : elles sont un instrument que j'aime et respecte énormément.

La baguette de sourcier est un instrument très efficace et beaucoup moins subtil que le pendule. Le pendule peut facilement être influencé par la volonté inconsciente de celui qui l'utilise. Les baguettes, je ne le crois pas. Le bâton de sourcier donne une réponse franche et nette : il ne ment pas. Mais tout le monde n'a pas la capacité à l'utiliser. Savoir utiliser les baguettes de sourcier est un Don assez rare.

15. Magnétiseur : émetteur ou récepteur

Depuis plusieurs décennies que je pratique, j'ai eu souvent l'occasion de discuter et d'échanger avec d'autres magnétiseurs, rebouteux et toutes sortes de guérisseurs. J'ai eu la joie de parler et de partager avec des personnes de tous les âges, de tous les horizons et dont les personnalités, les méthodes variaient du tout au tout. J'ai appris des quantités de choses formidables au contact de ces gens. Je tiens à tous les remercier ici.

Ces dizaines de rencontres de guérisseurs avec lesquels j'ai pu échanger sur nos pratiques me laissent aujourd'hui la conviction que le Don reste le même, bien que sous des formes pouvant être très différentes. Tous les magnétiseurs utilisent les mêmes énergies mais de manières différentes.

Avoir un talent de magnétiseur, c'est un peu comme être doué pour le dessin : tout le monde ne devient pas Van Gogh ou Delacroix, il y a aussi des Picasso, des Manet, des Toulouse-Lautrec, des Hergé, Uderzo ou Bilal... Le même art, le dessin dans cet exemple, peut s'exprimer de tout un tas de façons différentes. Au départ, il y a un talent, une capacité à faire quelque chose. Mais la manière de le mettre en œuvre et de l'exprimer est infinie.

La source d'énergie qui guérit est unique, généreuse et infinie.

Dans tous les cas, il faut beaucoup travailler et s'entraîner sans cesse. Les énergies n'aiment pas la paresse. Un bon magnétiseur est quelqu'un de curieux, qui progresse, apprend et grandit tout au long de sa vie.

Globalement, j'ai rencontré deux grands types de magnétiseurs. Comme il existe le yin et le yang, le masculin et le féminin, les pôles positifs et négatifs, je distingue deux types de magnétiseurs qui sont les magnétiseurs-émetteurs et les magnétiseurs-récepteurs.

- Les magnétiseurs-émetteurs :

Ils fonctionnent comme des accumulateurs. Ce sont des personnes qui vont se charger et accumuler de l'énergie, qui sera ensuite restituée pour soigner. Ces gens expriment clairement qu'ils ont un fluide, qui sort de leurs mains et leur permet de soulager. Ils agissent généralement en local, stoppent les maladies de peau, guérissent les brûlures et les verrues, calment les crises de rhumatismes, etc. Simplement par imposition des mains, ils savent soulager énormément de souffrances.

Ils font cela grâce à leur fluide, cette énergie qui passe et se concentre à travers eux. Ces personnes dégagent une énergie très forte, souvent ressentie sous forme de chaleur. Cela ne leur demande aucun effort : c'est quelque chose de naturel. Au contraire, c'est de retenir toute cette énergie qu'ils emmagasinent qui peut à la longue leur faire du tort. Les magnétiseurs-émetteurs sont nés pour soigner : ils en ont besoin.

- Les magnétiseurs-récepteurs :

A l'inverse des magnétiseurs-émetteurs, qui envoient sur la partie du corps qui souffre une énergie qui va soulager localement, les magnétiseurs-récepteurs, eux, vont plutôt venir tirer et enlever la souffrance hors du corps de leur patient. Ce sont des personnes qui ne sont pas forcément très chargées en énergies, mais qui sont toujours très sensibles et réceptives.

Le magnétiseur-récepteur va chercher à identifier la cause de la souffrance de la personne ; il va s'y connecter le temps de la dissoudre, la disperser ou la transformer. Ces gens-là enlèvent le mal comme un jardinier arrache les mauvaises herbes.

C'est souvent très efficace, mais cela peut être très fatigant pour eux. Lorsqu'ils émettent et déposent de l'énergie sur un patient, celle-ci ne vient pas d'eux. Ils la captent dans l'extérieur, et la redirigent immédiatement vers leur patient. En même temps, et comme une voie de circulation à double sens, pendant que l'énergie fraîche descend sur la personne, les énergies usées de celle-ci remontent et s'en vont.

Ces deux types de magnétiseurs sont efficaces, et il n'y en a pas un qui soit meilleur que l'autre. Ce sont deux approches différentes et complémentaires. Vous ne devez pas hésiter à essayer les deux.

Mais n'oubliez pas que si les symptômes persistent, ou si vous vous sentez mal, c'est votre médecin qu'il faut consulter.

16. Les douleurs

Certains magnétiseurs ont la capacité de soulager les brûlures et les inflammations. Ce sont les coupeurs de feu. Ils émettent un fluide qui calme et apaise, et c 'est bien réel. D'ailleurs, de plus en plus d'hôpitaux font appel à eux pour soigner les grands brûlés, même si on ignore comment cela fonctionne. Mais les résultats sont là. Le coupeur de feu apporte une aide supplémentaire au malade, en complément de la médecine qu'il ne remplace pas.

Ces guérisseurs agissent directement sur la brûlure, en posant leur main, ou avec un verre d'eau, certains récitent des prières… ils sont souvent très efficaces. Ils soulagent aussi les coups de soleil, les insolations, les rhumatismes, et en règle générale sur toutes les douleurs chaudes ou inflammatoires. Pour cela, il faut s'adresser à un magnétiseur-émetteur, et le meilleur moyen de les reconnaître c'est que tous, ils vous parleront de leur fluide.

D'autres soignent avec des incantations ou en faisant appel à des anges. C'est une pratique qui existe mais que je ne pratique pas, donc je ne m'étends pas. Mais avoir la foi est indispensable pour être un bon magnétiseur.

Quand une personne est en bonne santé, l'énergie circule dans tous le corps et s'auto-régule. Une douleur est le signe d'un blocage. La difficulté est que ce blocage n'est pas forcément là où vous avez mal. Vous pouvez avoir un bouchon dans les canalisations d'un immeuble au premier étage et c'est le lavabo du deuxième qui déborde.

La douleur signale un blocage dans le circuit énergétique qui lui a permis de s'installer. Il y a un disfonctionnement quelque part dans le corps, qui peut être situé n'importe où, et pas forcément là où le patient souffre.

Par exemple, une personne qui a été agressée dans son enfance a tendance à accumuler et à bloquer ses énergies derrière les clavicules. La circulation du Chi dans les bras passe mal. Des années plus tard, l'arthrose arrive dans les mains. Si on se contente de nettoyer les énergies et les relancer dans les mains, cela va soulager. Mais au fil du temps, la douleur va revenir. Parce que l'origine du problème est dans l'épaule.

C'est pour ça qu'il vaut mieux vérifier et relancer les énergies dans tout le corps et pas seulement là où ça fait mal. Le magnétiseur sera alors plus énergéticien, et viendra fluidifier la circulation des énergies dans le corps de la personne de manière plus globale.

- Mal de dos :

Quand une personne a mal au dos, il y a une surcharge d'énergies à cet endroit. On a l'impression de toucher un ballon dur et invisible accroché sur le dos de la personne. Si vous ressentez ça, il faut essayer de crever ce ballon puis de le vider, ou de le faire partir à votre manière. Essayez de le décoincer par en-dessous pour le libérer vers le bas. Cette sensation de boule d'énergie dure est une masse d'énergies usées qui ne se sont pas évacuées et qui se sont accumulées là.

- Mal partout :

Si vous souffrez de douleurs chroniques, alors vous êtes peut-être en surcharge énergétique généralisée. Beaucoup de personnes sensibles se blindent pour se protéger des émotions des autres. Mais un blindage n'est jamais parfait. Au fil des années, elles accumulent beaucoup de surcharges émotionnelles qui se retrouvent soigneusement empilées dans leur corps.

Vivre et évoluer derrière une bulle de protection n'est absolument pas naturel. Ce n'est pas un fonctionnement sain et normal. Les agressions extérieures passent quand même, puis elles se retrouvent piégées dans cette bulle et ne s'évacuent plus.

Vous ressemblez alors à une armoire pleine à craquer : il n'y a plus de place. Toutes les énergies sont tendues et compactes. Non seulement l'énergie n'a plus la place de circuler librement dans votre corps, mais en plus vous n'arrivez plus à échanger normalement avec l'extérieur. Même si c'est difficile, il faut réapprendre à s'ouvrir aux autres et à laisser vos énergies interagir naturellement avec le monde extérieur.

Une chose m'agace profondément avec la douleur. Certains patients, à la fin de leur séance, se tâtent le corps dans tous les sens et font leur bilan. Avec beaucoup d'application, ils cherchent les problèmes qui restent et disent des choses comme : « Ah oui, ça va mieux ! Mais j'ai encore un peu mal là » ou « C'est normal que je le sente encore ? Parce que depuis des années j'ai déjà eu mal ici et là et encore là… »

Dans la vie, nous allons là où nous regardons. Si une personne fouille le fond de ses poches pour trouver des miettes de sa douleur ou de son problème, bien sûr qu'elle va en trouver.

Dans le cas de la douleur, le psychisme de la personne est aussi très important. Il arrive que des personnes, de manière inconsciente et sans le vouloir, se raccrochent à leur douleur. Dans ce cas, le magnétiseur ne peut pas faire de miracle.

17. Magnétiser à distance avec un objet

Lorsque j'avais une vingtaine d'années, j'ai été hospitalisée à la suite d'un accident. J'avais des soucis avec une blessure qui s'infectait et ne voulait pas guérir. Une amie est venue me voir et m'a donné une enveloppe ; une simple enveloppe postale en papier toute simple.

A l'intérieur il y avait une feuille de papier essuie-tout pliée en quatre. Mon amie m'a expliqué que je devais attendre avant de toucher ce morceau d'essuie-tout. Elle était allée le demander à sa grand-mère, qui était guérisseuse. Sa grand-mère avait déposé du fluide sur le papier absorbant, qui était donc chargé et je ne devais le toucher que pour le poser sur ma plaie, de préférence en l'attrapant par les coins. Parce que le fluide magnétique dont il était chargé s'envolerait comme de la poussière si on le touchait avec les doigts. J'ai fait comme elle l'avait dit. Et effectivement, ma blessure a guéri et s'est complètement cicatrisée en quelques jours.

Depuis cette première expérience, on m'a plusieurs fois donné des objets qui avaient été magnétisés dans le but de soulager à distance. Entre autres, de petits sachets de tissus remplis d'herbes sèches destinés à soulager les douleurs des poussées dentaires chez les bébés. Ces petits sachets devaient être épinglés sous le vêtement de l'enfant, au contact de sa poitrine. On pouvait les manipuler mais ils ne devaient surtout pas être mouillés. Trois enfants de ma famille ont essayé ce dispositif sur la même période. Pour deux d'entre eux, l'efficacité a été très nette : dès que l'on oubliait de leur mettre leur sachet, ou s'il était mouillé (par exemple par un renvoi), les bébés pleuraient. On remettait les sachets, et en moins d'une demi-heure la poussée dentaire était calmée. Pour le troisième enfant, l'efficacité de ce traitement par sachets magnétisés a été moins évidente. Mais il est vrai que les poussées dentaires de cette petite fille étaient beaucoup moins fortes.

Donc, certains magnétiseurs sont capables de charger des objets avec leur fluide énergétique. Ceux que j'ai vu faire procèdent exactement de la même manière que s'ils agissaient directement sur un patient. Ils se concentrent, puis soit tiennent l'objet à magnétiser entre leurs deux mains, soit le posent sur une table avec leurs doigts au-dessus, parfois en le touchant, parfois à quelques centimètres de distance. Au bout d'un certain temps, ils perçoivent un signal invisible, un ressenti qui leur indique que l'objet est chargé. C'est prêt !

Dans tous les exemples que j'ai vus, il y avait des précautions de manipulation : éviter de toucher, ne pas mouiller, etc. Un magnétiseur-émetteur déverse ses énergies sur un support qui sera ensuite amené à la personne qui en aura besoin. C'est – vraiment – transporter un soin dans un mouchoir. Et même si cela paraît étrange, ça fonctionne souvent très bien.

Dans tous les cas, il faut considérer ce genre de pratique comme une aide en plus, et ne surtout pas interrompre ses traitements médicaux.

Si vous voulez essayer de magnétiser un objet, voici un petit exercice pour commencer :

Prenez deux pommes les plus identiques possibles et placez-les chacune sur une soucoupe côte à côte.

Sur la première, vous allez vous entraîner à la magnétiser chaque jour. La deuxième, vous ne vous en occupez pas. C'est juste un témoin pour voir la différence à la fin.

Une fois par jour, approchez-vous de votre première pomme et parlez-lui. Dites-lui bonjour, dites-lui qu'elle est belle et que vous l'aimez. Approchez vos mains en coupe à quelques centimètres de chaque côté, ou placez vos doigts légèrement au-dessus.

Faites le vide dans vos pensées, centrez-vous dans votre cœur et envoyez une intention positive et pleine d'amour.

Restez comme ça deux ou trois minutes tous les jours.

Au bout de plusieurs semaines, la deuxième pomme, celle que vous ne magnétisez pas, commence à se flétrir. Comment est la première ?

18.   Se préparer avant d'agir

Avant tout travail, il faut se préparer. Ce n'est pas quelque chose qui s'improvise. Avant de vous connecter à votre patient, vous devez vous mettre en condition. Cette préparation du magnétiseur est importante, d'abord par respect pour les forces et les énergies qu'il va manipuler ; mais aussi pour être dans les meilleurs conditions possibles avant de manipuler les énergies de son patient.

Si vous êtes malade, fatigué ou que vous ne vous sentez pas en forme, n'intervenez pas. Reportez à plus tard.

Pour être efficace, un magnétiseur doit être le plus vide et le plus neutre possible. Il doit être en quelque sorte transparent à l'autre et à ses énergies. Je veux dire par là que le magnétiseur se place dans un état où il ne pense pas, ne juge pas, et se contente de recevoir et de percevoir toutes les énergies qui l'entourent : les siennes, celles de l'environnement autour de lui, celles de son patient.

En vous ouvrant à ce qui se passe, vous devenez une sorte de passage, de canal. Quand vous êtes juste conscient de ce qui se passe en vous et autour de vous au niveau énergétique, alors vous êtes prêt à agir. C'est un peu comme si vous détourniez votre regard intérieur de tout ce qui peut vous déconcentrer, pour ne voir que ce qui se passe entre vous et la personne qui consulte.

Un excellent moyen de se mettre en condition est de pratiquer la méditation. Avant de faire une séance de magnétisme, vous devez faire le vide dans votre tête. Il faut absolument chasser toutes les pensées, et rester dans cet état de silence intérieur tout le long de la séance.

 **Activez vos cinq sens et optimisez votre perception.**

Vous devez être ouvert à tous les ressentis : ceux de vos cinq sens, évidemment, mais aussi à une perception subtile des énergies invisibles. Pendant la séance, vous entendez les mots que vous dit votre patient mais aussi ceux qu'il ne vous dit pas.

Vous posez les mains sur son corps mais en même temps vous touchez dans son corps. Vous ressentez presque physiquement les flux d'énergies qui le font vivre et qui vibrent sous la peau, dans les muscles et les os. En fait, vous devez être à la fois ouvert à toutes les perceptions et très centré sur ce que vous faites.

Le yoga ou la méditation vous apprennent à faire le calme dans les pensées. Ecoutez votre respiration et écoutez les sons autour de vous. En centrant votre attention sur l'écoute, il est plus facile de se déconnecter du reste, de toutes ces choses qui vous distraient et vous perturbent.

Avant de commencer quoi que ce soit avec un patient, je recommande fortement de prendre au moins cinq minutes pour s'isoler, fermer les yeux et ne penser à rien, juste se concentrer sur sa propre respiration. Restez comme ça cinq minutes ou plus.

Si cette petite préparation est bien faite, lorsque vous ouvrirez les yeux, vous devriez percevoir les couleurs de façon plus vive, plus éclatante : comme si quelqu'un avait allumé la lumière sur le monde pendant ces quelques minutes où vous aviez les yeux fermés.

Il faut aussi demander la permission avant de recevoir quelqu'un.

L'énergie lumineuse qui passe par vous et à travers vous est vivante et intelligente. Elle doit être infiniment aimée et respectée. Prenez quelques instants avant chaque soin pour remercier et demander la permission de faire.

Un bon magnétiseur ne travaille jamais seul. **Avoir la foi, c'est se sentir connecté à une source de lumière unique et infinie.** Il est important de s'en souvenir et d'y revenir souvent. Rappelez-vous que l'énergie ne vient pas de vous. Soyez humble et reconnaissant.

La source de lumière et d'énergie est infiniment plus grande et lumineuse que vous. Aimez-la et respectez-la toujours.

19.   Soyez délicat

Vous êtes parcouru de flux d'énergie en mouvement à tous les niveaux. Les énergies circulent non seulement partout dans votre corps, mais aussi autour de vous dans ce que l'on appelle l'aura. Il est très facile d'agir avec les énergies sur le plan de contact, juste entre l'intérieur et l'extérieur, c 'est-à-dire sur la peau.

Un toucher très léger suffit, et c'est d'ailleurs ce qui donnera les meilleurs résultats tout en offrant le meilleur ressenti au magnétiseur.

Avant de commencer, il est conseillé de faire le vide en soi. Prenez une profonde inspiration, expirez et fermez les yeux quelques minutes. Videz votre esprit de toutes pensées. N'attendez rien. Ne cherchez pas à vous préparer à quoi que ce soit. Restez simplement là, avec un maximum de silence intérieur. Ecoutez attentivement les sons de votre environnement. Au bout d'un moment, le calme s'installe progressivement en vous.

Restez comme ça au moins cinq minutes. Savourez cette paix intérieure, et ouvrez les yeux. Si vous avez bien fait l'exercice, vous aurez alors l'impression que les couleurs sont plus vives, la lumière plus brillante.

Vous voici prêt à approcher doucement votre patient. Avancez lentement vos doigts jusqu'à n'être qu'à quelques centimètres ou quelques millimètres de la peau de la personne. Vous serez à la bonne distance lorsque vous ressentirez un changement dans votre toucher.

Cela peut être une résistance de l'air, une sensation de chaleur ou bien de picotements au bout de vos doigts. Vous aurez la sensation de toucher quelque chose, alors même que vous n'êtes pas en contact directement avec la peau de la personne. Souvent, votre patient aura aussi l'impression de ressentir un contact, comme si vous le touchiez. Parfois les gens vous diront qu'ils reçoivent de la chaleur ou du froid.

C'est une approche très fine et très subtile. Lorsque vous avez ressenti cette légère frontière énergétique qui borde la peau de votre patient, promenez doucement vos doigts tout autour, toujours sans le toucher. Vous faites alors connaissance avec son enveloppe énergétique, mais en même temps vous laissez vos propres énergies interagir avec celles de l'autre.

Naturellement, vos énergies, celles qui sortent du bout de vos doigts, vont rééquilibrer et dynamiser celles de la personne. Le mouvement léger d'effleurement en surface permet d'harmoniser et d'unifier le processus. En même temps que vous promenez le bout de vos doigts à quelques millimètres de la peau de la personne, il est souhaitable de garder au maximum le vide dans votre esprit. Mais je vous conseille d'y mettre une intention consciente : celle d 'unifier et de lisser cette énergie que vous touchez. Une intention n'est pas une pensée.

Il est possible que, pendant le soin, vous ressentiez le besoin de secouer vos doigts, de les essuyer ou de les laver : c'est normal. C'est le signe que vous avez bien fait le travail et que certaines énergies résiduelles se sont déposées sur vos mains. Suivez votre instinct, et nettoyez-les comme vous le sentez. Dites-vous bien que ce n'est pas dangereux. C'est comme un peu de poussière qui se dépose et qu'on essuie ensuite.

Cette méthode donne de bons résultats pour beaucoup de choses : brûlures, acné, cernes et rides légères... Vous serez surpris de l'effet rajeunissant que cette pratique apporte chez certaines personnes.

Vous pouvez aussi en faire votre rituel quotidien. Chaque matin, ou chaque soir, accordez-vous un instant devant le miroir et promenez doucement vos doigts à environ un centimètre de votre visage. Ayez conscience de l'effet lissant et purifiant de cette énergie qui glisse souplement entre vos doigts et votre peau. Pensez à bien drainer et relancer autour des oreilles et derrière, sans oublier le cou.

A essayer, et à pratiquer sans modération.

20.   Connecter en douceur.

Pénétrer dans l'aura d'une personne, dans sa bulle d'énergie c'est pénétrer dans son intimité. Il faut beaucoup de tact et de respect : on ne force pas l'accès. Jamais. Une personne qui résiste, dont les énergies vous repoussent est une personne qui n'est pas encore prête à affronter ses blocages. Ou alors pas avec vous. N'insistez pas.

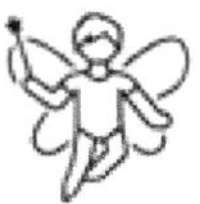

Ouvrez-vous à ce qui se dégage de l'autre et laissez-le venir à vous.

La connexion entre les énergies du magnétiseur et celles du patient se fait progressivement et en douceur.

Pour commencer, je conseille d'intervenir dans l'aura de la personne, sans aucun contact. Vous aurez l'air un peu étrange, mais cela dérangera moins votre patient qu'un contact physique. Respectez sa zone d'intimité.

Videz votre esprit. Promenez vos mains dans l'aura, ressentez ce qui s'y passe et évacuez les énergies usées, les points durs... Écoutez votre intuition. Pendant ce temps, votre patient continue à parler, vous lui répondez et vous continuez à lui accorder toute votre attention. Ecoutez et regardez la personne en même temps que vous promenez vos mains dans son aura. Restez à l'affut du moindre signe, du plus léger ressenti.

Si votre patient parle, c'est très bien. Lorsqu'une personne se reconnecte à un souvenir, elle réactive l'émotion qui y est associée et cela se voit, se ressent dans son aura. Elle vous montre où il faut agir, et vous pouvez lui dire que cette histoire qu'elle vient de vous confier est encore imprimée dans ses énergies. Même si elle n'en a pas conscience.

Vous devrez trouver votre propre technique pour dénouer et fluidifier l'aura de vos patients. Il faut commencer par en avoir l'intention, et ensuite suivre votre intuition. Ecoutez votre cœur. Vos mains savent où aller et comment. L'intelligence divine est infinie et il suffit parfois de demander pour savoir.

Une petite astuce simple consiste à claquer des doigts en face de chaque Chakra, à une distance de dix à vingt centimètres du corps. Ce petit geste stimule et réveille les Chakras. C'est très pratique pour se recentrer instantanément, mais cela ne tient pas dans la durée et ce n'est pas suffisant en soi.

Une fois que l'aura est bien fluide et dégagée, vous pouvez commencer à insuffler de votre énergie à la personne. Rechargez aux endroits où elle en a le plus besoin, et aussi au niveau de la tête.

Vérifiez ses Chakras. Refaites plusieurs passages si besoin. Les Chakras doivent être stables et ne plus s'enfoncer ni repousser sous vos doigts quand vous les effleurez.

Vous pouvez alors commencer à sonder les énergies internes : celles qui circulent à l'intérieur du corps.

En posant vos mains, vous allez envoyer un flux de votre énergie dans le corps de votre patient, qui va le traverser tout entier et vous revenir comme un écho radar. Vous aurez alors une exacte cartographie du corps énergétique de celui-ci. Vous ressentirez des nœuds, des zones de surcharge ou bien de vide.

Expliquez à votre patient ce que vous ressentez : il a le droit de savoir car il est le premier concerné. Et envoyez localement votre énergie dans le corps du patient sur les nœuds, ciblez précisément les points à débloquer.

Votre énergie est comme une émanation de lumière qui sort de vos doigts et vient décrocher, dénouer le point qui coince. Si vos énergies sont bien reliées et interconnectées, alors vous devez pouvoir ressentir dans votre corps à vous ce qui se passe dans celui de votre consultant. Vous avez mal là où il a mal. Aucun besoin de connaissances médicales ou anatomiques pour ça.

Cette interconnexion énergétique entre vous et l'autre s'arrêtera quand la personne s'éloignera. Heureusement.

21.   Le pouvoir de l'intention

Une intention n'est pas une pensée. C'est plutôt une sorte de décision. Lorsque vous émettez une intention, vous indiquez la direction que vous voulez suivre, l'objectif que vous voulez atteindre.

C'est votre esprit qui donne le signal, et ce sont vos énergies qui s'y accordent et agissent.

Poser une intention, comme par exemple de soulager une brûlure, c'est donner la direction à vos énergies.

Vous avez appris aux chapitres précédents combien il est important de se mettre en condition et de faire le vide dans son esprit avant de magnétiser. La plupart du temps, votre cerveau est envahi d'une foule de pensées inutiles et qui vous font perdre plus de temps et d'énergie qu'elles ne vous font avancer.

Il ne faut pas confondre pensées et intelligence. Arrêter de disperser vos pensées dans tous les sens vous permet de vous focaliser sur ce qui est vraiment important.

Votre mental doit servir à vous donner la direction à suivre. S'il se perd dans des disgressions sans fin, si vos pensées sautent sans arrêt d'une chose à l'autre (le repas de ce soir, vos parents, vos amis, vos ennemis, la dispute de la veille où vous auriez pu dire ceci ou cela, la liste de courses, une catastrophe qui n'est pas encore arrivée mais qui pourrait surgir, etc…) alors, vos énergies cérébrales vibrent dans tous les sens. Et tout le reste de votre système énergétique aussi.

Vous vous épuisez pour rien, à la fois mentalement et physiquement puisque vos énergies sont tiraillées dans toutes les directions. Vous gâchez vos forces pour des choses qui n'existent que dans votre tête au lieu de vous focaliser sur un objectif utile.

On ne peut pas corriger les énergies d'une personne en pensant à autre chose.

Le pouvoir de l'intention consiste à se centrer sur un seul et unique objectif en même temps que l'on agit. Ce faisant, vous dirigez toute votre énergie disponible vers ce résultat.

C'est très important en matière de magnétisme. Vos énergies suivent votre pensée. Il faut focaliser son esprit, pour pouvoir agir efficacement vers le résultat que l'on veut vraiment.

 **Soyez le plus simple possible.**

Vous voulez apaiser cette brûlure. Vous en avez l'intention. Votre énergie sort de vos mains. Elle va vers la brûlure et la brûlure part.

L'énergie suit vos pensées.

Faire le vide dans ses pensées, n'avoir qu'un espace blanc et lumineux dans le cerveau permet d'être ouvert, de ressentir beaucoup de choses, et de se mettre en condition. Un esprit clair et vide laisse de la place pour poser la bonne intention. On émet cette intention et on agit en posant ses mains aux bons endroits, et l'énergie suit naturellement.

Vouloir quelque chose de manière claire et nette, sans parasitage mental, c'est avoir déjà fait la moitié du travail.

22.   Prendre le pouls des énergies

Le diagnostic par rebond d'énergie est une technique qui permet de prendre le pouls énergétique de la personne, et de mesurer son niveau d'énergie.   Cela demande de l'entraînement, et tout le monde n'y arrive pas mais je vous explique quand même ici comment cela fonctionne, et comment faire.

Pour prendre le pouls énergétique d'une personne, il faut lui tenir le poignet exactement comme le fait un médecin qui prend le pouls des pulsations cardiaques de son patient. Le geste est le même, sauf qu'il ne s'agit pas ici de rechercher des battements cardiaques mais de se connecter à l'énergie intérieure du corps de la personne. Pour éviter d'être distrait par les battements du coeur, vous pouvez placer vos doigts non pas sur mais juste à côté de la veine du poignet.

Une fois que vous y êtes, vous allez chercher à toucher l'intérieur du corps de la personne, à sentir au bout de vos doigts les muscles, les os, la circulation... Il n'y a pas besoin d'aucune connaissance anatomique pour ça.

Une fois que ça y est, vous sentez sous vos doigts la matière interne de la personne, alors vous pouvez envoyer un signal plus large. Sous vos doigts, vous envoyez une sorte d'onde radar qui va rayonner très, très rapidement depuis vos doigts qui sentent déjà l'intérieur de votre patient, et s'étendre et se diffuser dans tout son corps.

Ce faisceau fonctionne comme un radar, ou comme le cri d'un dauphin : il va rebondir sur les zones nouées ou bloquées et vous retransmettre l'information. D'une façon ou d'une autre, vous saurez où la personne est en souffrance.

Beaucoup de magnétiseurs le ressentent à ce moment-là dans leur propre corps. Ils ont une sensation différente, de chaleur, picotement ou douleur là où leur patient a quelque chose qui fonctionne mal. D'autres visualisent l'organe ou la zone du corps concernée.

Dans tous les cas, il convient d'être très prudent et de ne pas poser un diagnostic. Le magnétiseur n'est pas un médecin. Ce qu'il perçoit n'est finalement qu'une sensation. Cela peut le guider dans son soin énergétique, parce que cela indique où – selon le ressenti du seul magnétiseur, qui n'est en aucun cas une certitude – à quel endroit du corps le consultant est en déficit d'énergie. C'est tout.

Si vous ressentez que votre patient a un problème sérieux, qui touche un organe important, faites votre travail du mieux que vous pourrez. Mais n'ayez pas la prétention de le guérir. Suggérez à votre patient d'aller faire un examen de contrôle médical, mais sans l'alarmer inutilement. Dites simplement la vérité : « Il me semble que vous avez un déficit énergétique dans telle partie du corps. Par précaution, il serait plus prudent d'aller consulter. »

23. Difficultés sexuelles

Pour aider une personne qui a des difficultés sexuelles, homme ou femme, le magnétiseur doit agir sur trois axes.

En premier, il est important d'échanger avec la personne, non pas uniquement sur son problème sexuel mais surtout autour. En effet, ce sont typiquement le genre de soucis qui rejaillissent et polluent tous les autres aspects de la vie de votre patient.

Qu'il en soit la cause ou la conséquence, un problème sexuel est toujours en rapport avec une question d'estime de soi. Donc, le magnétiseur va questionner doucement son patient, avec précaution jusqu'à ressentir cette faille, cette blessure émotionnelle. C'est elle qu'il faut traiter.

Dans un second temps, le magnétiseur va relancer et rééquilibrer les chakras en s'attardant particulièrement sur le deuxième, mais aussi sur le quatrième.

Le deuxième chakra, dans le bas du dos est relié à l'appareil uro-génital, et donc à la sexualité. Il est important de bien l'équilibrer. Mais très souvent, vous constaterez aussi une surcharge ou un blocage sur le quatrième chakra, celui du cœur.

La personne a emmagasiné une surcharge affective, une expérience émotionnelle douloureuse contre laquelle elle a lutté de toutes ses forces et qu'elle a retenue, là.

Bien souvent, on constate un blocage du deuxième chakra mais on ne parvient pas à l'éliminer. La résistance persiste, ou alors elle revient aussitôt. C'est pour cela que je conseille de commencer par travailler le quatrième chakra, et ensuite de rectifier le deuxième, qui se libérera beaucoup plus facilement.

Enfin, la troisième partie consiste à relancer au maximum les énergies dans le bassin de la personne. Il faut que celles-ci circulent le mieux possible, à la fois latéralement mais aussi verticalement.

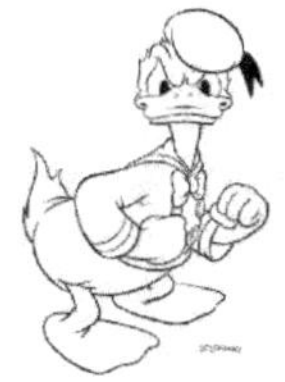

La position du bassin est révélatrice de l'énergie sexuelle d'une personne.

Beaucoup de gens, hommes et femmes, ont le bassin incliné vers l'arrière. Vous voyez, les personnages de Walt Disney, Mickey et Minnie ? Eh bien certains se tiennent un peu comme eux : ils ou elles ont une posture avec le bassin penché vers l'arrière (aucun rapport avec la cambrure naturelle d'une personne).

C'est un indicateur de mauvaise circulation des énergies dans le bassin, qu'il faut corriger. Bien sûr, le magnétiseur ne va pas manipuler son patient, car il n'est ni kinésithérapeute ni ostéopathe. Mais simplement rediriger les mouvements et les flux d'énergies dans l'axe du corps va beaucoup aider le consultant à se recentrer sur lui-même (le bassin est au centre du corps).

Les énergies du patient cesseront de se disperser vers l'arrière et de se perdre comme la traîne invisible d'une robe du moyen-âge. Sa confiance en soi augmentera, et la libre circulation de ses énergies sexuelles aussi. Que du bonheur.

24.   La Kundalini : une expérience forte

La Kundalini est considérée par l'hindouisme comme une énergie sacrée. Traditionnellement, elle est représentée sous la forme de deux serpents qui sont endormis au bas du dos et se mettent à remonter le long de la colonne vertébrale. Ils s'enroulent et montent en spirale à la manière d'une échelle d'ADN.

De mon expérience d'énergéticienne-magnétiseur, voici ce que je sais aujourd'hui de la Kundalini.

Il existe dans le bas du dos, bien protégée derrière les os du bassin et le sacrum, une grande réserve d'énergie à l'état latent. Cette réserve de puissance est comme une poche, remplie d'un concentré de forces. Je la visualise comme un sac fermé qui attend d'être ouvert et de libérer son contenu (liquide et très chaud) vers le haut.

Cette libération peut se faire grâce à une expérience sexuelle de qualité et avec une personne qui vous correspond.

L'autre façon de libérer en soi l'énergie de la Kundalini résulte d'un lâcher-prise émotionnel complété par un état de libre circulation des autres énergies dans le corps.

La Kundalini ne se réveille pas si les énergies de la personne ne sont pas suffisamment fluides : comme un véhicule d'une puissance phénoménale, il faut lui dégager la piste devant elle avant qu'elle ne s'élance. La Kundalini est un super-dragster.

Le réveil de la Kundalini commence souvent par une sensation de froid assez désagréable, souvent des frissons. Les jambes de la personne se mettent à trembler et elle a l'impression de ne plus les contrôler. C'est le moment où les énergies remontent depuis le bas du corps en un flux tellement puissant qu'il secoue véritablement la personne, comme on secoue un tapis. C'est en même temps une forme de nettoyage et de dépoussiérage énergétique profond.

Dans ce moment il est important de ne pas paniquer. Il s'agit d'un phénomène naturel qu'il faut accueillir et laisser faire tranquillement : juste laisser faire en sachant que ça va passer. C'est un torrent d'énergie qui nettoie et secoue les énergies de la personne. Ce phénomène surgit parce qu'il trouve la place de s'élancer : c'est le signe que la personne est déjà très libérée et propre dans ses énergies.

La Kundalini aspire l'énergie dans le bas du corps et s'élance en un courant chaud vers le haut.

La personne ressent alors de la chaleur dans le bas du dos ou dans le bas-ventre (ou les deux). Cette chaleur remonte dans la colonne vertébrale et les mouvements spasmodiques des jambes peuvent se déplacer dans tout le corps.

A ce stade, il n'est pas possible d'arrêter la montée de Kundalini (du moins moi, je ne sais pas le faire). Il faut l'accepter, la laisser faire. C'est un torrent d'énergies très puissantes qui envahit la personne, remonte dans son corps et le remplit de sensations et de mouvements incontrôlables, avec un mélange de chaud et de froid mélangé. La colonne vertébrale devient très chaude et on peut le constater physiquement, en touchant le dos de la personne.

Au bout d'un certain temps, le phénomène s'apaise de lui-même. La Kundalini redescend et retourne à sa place dans le bassin. Mais il arrive que le dragster s'offre plusieurs tours de piste. La Kundalini monte et redescend, puis remonte encore par vagues successives de moins en moins fortes. C'est normal.

Le fait de vivre une telle expérience change une personne en profondeur.

Les quelques personnes qui ont vécu une montée de Kundalini dans mon cabinet de consultations étaient déjà très familiarisées avec le domaine énergétique, et avaient fait beaucoup de travail sur elles en amont.

Expérimenter la Kundalini vous ouvre le champ des possibles : agissez.

La Kundalini est une énergie d'action. Elle appelle le mouvement et la libération de l'être. Si vous avez la chance qu'elle se réveille en vous, alors agissez. Considérez que vous avez maintenant du kérozène pur qui coule dans vos veines. Donc sortez de votre routine et bougez-vous ! Profitez de cette extraordinaire énergie pour agir et entreprendre. Concrétisez vos projets. Réalisez de grandes et belles choses et faites-le immédiatement !

25. Énergie et santé mentale

Tout comme pour le reste du corps, une bonne circulation des énergies dans le cerveau est indispensable à votre santé mentale. Vos performances (mémoire, tonus, concentration, créativité, etc.) ainsi que votre humeur sont liées à l'apport d'énergie qui irrigue votre cerveau. Cette énergie doit être de bonne qualité et en quantité suffisante. Elle doit surtout être fluide et en mouvement.

Bien souvent, le flux d'énergie n'est pas égal dans toutes les zones du cerveau. Lorsque les deux hémisphères droit et gauche ne sont pas équilibrés en énergie, c'est-à-dire si l'un est stressé alors que l'autre est plus faible, cela signifie que votre partie intuitive et votre partie logique ne collaborent pas correctement.

Il faut les relancer et les rééquilibrer, mais aussi s'assurer que les deux parties droite (intuition) et gauche (rationnel) du cerveau échangent correctement et sans gêne entre elles, par rapport aux flux énergétiques. Cela rééquilibre aussi les pôles masculin et féminin en vous, et dans votre vie.

- Cerveau droit et gauche :

Quand l'énergie passe bien entre le cerveau droit et le cerveau gauche, les gens se sentent plus à leur place dans leur vie et sont plus efficaces car ils savent mieux combiner intuition et esprit logique. Cela aide aussi à harmoniser les relations entre hommes et femmes, qui deviennent plus naturelles.

Le cerveau gauche est votre pôle masculin, le droit est féminin.

- Cerveau avant et arrière :

Une bonne circulation de l'énergie entre le front et l'arrière du crâne aide à retrouver sa capacité d'action.

Vous êtes plus créatif et plus réactif. Vous avez des idées, des projets et vous savez comment faire pour les réaliser. Vous retrouvez votre capacité d'action et d'adaptation face aux circonstances de la vie. Mais les énergies ne soignent pas la paresse. Maintenant que vos capacités sont relancées, c'est à vous de les utiliser et d'agir.

Les pensées parasites sont un énorme obstacle à la libre circulation des énergies dans le cerveau. La plupart des gens pensent en permanence à quelque chose. C'est épuisant. Et absolument contre-productif. Est-ce utile de penser à votre belle-mère ou à votre repas de ce soir lorsque vous êtes assis en consultation dans le cabinet de votre magnétiseur, ou à votre travail ?

Le fait de penser à quelque chose qui n'a aucun rapport avec votre situation présente ne vous permet pas de vous évader, même si c'est ce que beaucoup de personnes croient. Cela ne fait que fatiguer inutilement votre mental, et occasionner une surconsommation d'énergie dans votre cerveau.

Si vos pensées vos emmènent dans des mauvais souvenirs, c'est encore pire. Dans ce cas, c'est comme si, par une sorte de masochisme inconscient, vous vous repassiez encore et encore le film des pires moments de votre existence. Votre cœur se serre, vos tripes se nouent et votre moral s'effondre.

Dès que vous vous surprenez à ruminer des choses désagréables, arrêtez immédiatement et pensez à autre chose. Soyez sans pitié avec vos idées noires. Petit à petit, elles vont s'affaiblir et revenir de moins en moins souvent.

 **Choisissez un mot positif pour remplacer les pensées dérangeantes.**

Une technique très efficace consiste à choisir un mot simple, qui vous parle et vous fait vous sentir bien. Dès que la voix dans votre tête vous raconte des bêtises, coupez-lui automatiquement la parole avec ce mot que vous avez choisi et qui représente la direction que vous voulez donner à votre vie.

Penser en permanence à vos problèmes ne va pas vous aider à les résoudre. Mais cela montre la direction à vos énergies et les dirige dans le mauvais sens. Sortez du mode auto-sabotage !

Se débarrasser de cette mauvaise habitude ne se fait pas du jour au lendemain. Cela demande un peu d'entraînement mais heureusement il existe des outils. La méditation et l'hypnose fonctionnent très bien.

Vous pouvez utiliser des audios pour vous aider, de préférence avec des écouteurs pour ne pas être distrait. Mais attention : il y a un gros risque. Vous devez absolument vérifier que la lecture de votre séance de méditation ou d'hypnose s'arrêtera à la fin.

En effet, un audio d'hypnose ou de relaxation va vous aider à vous détendre, à lâcher prise et à vous déconnecter de votre mental, ce fichu bavard ! Vous serez naturellement plus ouvert, plus réceptif. Et si vous vous endormez pendant la séance, ce qui arrive souvent, ne laissez pas internet déverser dans votre cerveau calme et réceptif une avalanche de contenu incontrôlé.

Vérifiez bien le réglage de votre lecteur, il doit être sur une seule lecture.

Souvenez-vous que respirer par le nez apporte beaucoup d'énergie à votre cerveau. Pensez à le faire consciemment plusieurs fois par jour. Ressentez les flux d'air frais qui font briller vos neurones, et soyez reconnaissant pour ça.

26. Les mémoires de nos ancêtres

Nous descendons tous d'une longue lignée d'ancêtres et peu importe que nous ne les connaissions pas. Toutes ces personnes qui ont vécu avant nous nous ont transmis des valeurs, des qualités, des aptitudes. Nous héritons d'eux, de leurs mémoires, de leurs expériences, et nous portons tous en nous une accumulation de sagesse et d'énergies qui se transmet de génération en génération.

Les sociétés anciennes traditionnelles en étaient parfaitement conscientes et fières. Aujourd'hui, la science le redécouvre. Nous gardons tous en nous partie de la mémoire de nos aïeux et c'est ce qui nous permet d'évoluer par rapport aux générations précédentes.

Les mémoires ancestrales sont comme les chromosomes, elles ne sont pas les mêmes chez tous les membres de la famille. C'est une forme d'hérédité assez aléatoire (comme lorsqu'un enfant a les yeux de sa mère et son frère ceux de son grand-père).

On ne sait pas très bien comment ça fonctionne, mais c'est constaté scientifiquement. Vous héritez des traits physiques ou de caractère mais aussi des expériences de certains de vos ancêtres.

Là où cela pose problème, c'est quand nos ancêtres nous ont transmis une charge de culpabilité ou de souffrance. Ce sont les fameux secrets de famille. Tant que les mémoires douloureuses de vos ancêtres restent cachées, il y a des chances qu'elles se compactent en un nuage dense dans les énergies de certains membres de la famille.

Ces secrets de famille pèsent parfois lourd dans votre inconscient et vous freinent : à cause d'eux il vous faut faire plus d'efforts pour avancer dans votre vie. C'est comme si les souvenirs hérités (et cachés) de vos ancêtres vous tiraient en arrière.

Si vous désirez plus d'informations sur ce sujet, je vous conseille d'aller consulter les travaux de Madame Anne ANCELIN SCHÜTZENBERGER, et son excellent livre « Aïe, mes aïeux ! » aux Editions La Méridienne.

Des souvenirs inconscients qui ont été transmis de génération en génération, tout le monde en a. C'est naturel et cela permet aussi d'avancer et de profiter de l'expérience et des bonnes choses qui vous ont été léguées par vos ancêtres.

 ## Nos énergies aussi ont un air de famille.

Sur le plan énergétique, il existe une dynamique propre à chaque famille. L'histoire de la famille se transmet de génération en génération dans nos énergies.

Nettoyer ces liens ancestraux sur vous n'a aucun effet sur vos parents ou vos frères et sœurs. Mais cela les éteint chez vos enfants, qui donc n'auront plus ces souvenirs-là dans leur inconscient si vous les leur avez transmis. C'est comme couper un lierre au-dessus de la racine : la plante sèche.

Il est possible de neutraliser l'impact des mémoires transgénérationnelles en intervenant dans l'aura de la personne. Elles y sont présentes sous la forme d'une sorte de nuage électrostatique, qui s'active et qui vibre quand la personne évoque sa lignée familiale.

Libérer ce type de blocages n'est pas à la portée de tout le monde et je crois qu'il faut une longue pratique pour y arriver. Si vous pensez être gêné et entravé par des mémoires familiales, je vous conseille de consulter un bon psychogénéalogiste.

Un psychogénéalogiste est quelqu'un qui, à partir de votre arbre généalogique (et même si vous n'avez pas beaucoup d'informations) va décoder et analyser les liens qui vous unissent à vos ancêtres.

Cela peut vous apporter un éclairage surprenant. Je pense que c'est une démarche à faire au moins une fois dans sa vie.

27. Comment savoir quand on a fini ?

Lorsque l'on traite une personne par le magnétisme, la tentation est grande de vouloir en faire toujours plus. On veut aller plus profond dans les corrections, faire toujours mieux : on est emporté dans son désir de traiter et résoudre tous les problèmes qui affectent l'autre. A trop vouloir bien faire, on se perd.

Le magnétiseur agit sur les énergies de la personne, ce sont des énergies personnelles et la relation qui s'instaure le temps de la séance avec le patient a nécessairement une dimension intime.

Le magnétiseur doit faire de son mieux pour aider, à hauteur de ses capacités. Il faut savoir s'arrêter à temps.

Les gens vont voir un magnétiseur parce que quelque chose ne fonctionne pas dans leur vie. Ils ont un problème, qui peut être physique (douleurs, stress...), relationnel (difficultés à fonctionner avec les autres, à vivre des relations satisfaisantes, à trouver du travail...) ou psychologique (angoisse, stress, dépression...) et ils en sont conscients.

Si le problème est d'ordre médical, vous devez inviter la personne à se faire suivre par un médecin.

Quand vous traitez une douleur, celle-ci ne part pas toujours immédiatement. Parfois c'est le cas, mais souvent il faut laisser au corps le temps de s'adapter. Il y a toujours un temps d'intégration à la suite d'un soin de magnétisme. Les énergies circulent différemment et doivent se réinstaller.

Quand vous relancez le flux du Chi, c'est comme d'arroser une terre desséchée. L'effet peut être rapide, mais il faut laisser le temps à l'eau d'irriguer la terre, de pénétrer jusqu'aux racines, et aux plantes de s'épanouir. On ne peut pas prédire le temps que ça prendra. Chaque personne est différente, chaque problème aussi.

Vous, en tant que magnétiseur, vous êtes là pour nettoyer les circuits et relancer le courant. Le reste, c'est à la personne de le faire.

Donc, faites votre travail du mieux que vous le pouvez, et arrêtez quand vous avez fait ce que vous aviez à faire. Si la personne vous dit qu'elle ne ressent rien, si ses douleurs sont toujours là, s'il n'y a pas de résultat visible ne vous inquiétez pas.

Vous savez ce que vous avez enlevé ou décoincé, et vous savez ce que vous avez stimulé. Laissez à la personne le temps d'intégrer à son rythme le changement d'énergies dans son corps.

Lorsque la sensation change sous vos doigts ou dans vos mains, que vous ressentez une pression, une chaleur ou des picotements désagréables, c'est le signe que la partie du corps sur laquelle vous intervenez est saturée.

Il faut arrêter et passer ailleurs. Si vous continuez, la sensation de surcharge va monter le long de vos bras et s'intensifier. C'est le signal qu'il est inutile d'insister : vous n'apporterez rien de plus à votre patient.

Remerciez-le, et soyez heureux de l'aide que vous avez pu lui apporter.

28.   Changer de vie grâce aux énergies ?

Tel que vous êtes ici et maintenant, vous vous êtes construit en vous appuyant sur votre passé. C'est votre passé qui vous a amené à devenir la personne que vous êtes aujourd'hui. De la même façon, c'est votre présent qui prépare votre futur.

Votre avenir se construit ici et maintenant. Il sera fonction de ce que vous vivez en ce moment même : comment vous vous sentez, comment vous agissez, les personnes que vous fréquentez, les actions que vous faites et la manière dont vous vivez vos relations, etc.

La personne que vous êtes aujourd'hui est programmée pour avancer dans une certaine direction et arriver à un certain endroit. Changez quelques lignes de codes et votre programme interne vous donnera un tout autre résultat.

Imaginez une flèche qui part de vous, droit devant, et pointe vers votre avenir. Vous voyez l'image ? Eh bien maintenant réfléchissez à ce qui se passera si vous tournez légèrement sur le côté. Oh, à peine : disons de quelques degrés. Pour vous, dans votre position et votre situation présente cela ne fait presque pas de différence. Mais la flèche de votre destinée, elle aussi a bougé. Elle a tourné légèrement avec vous. Aujourd'hui, ici et maintenant cela ne se voit presque pas, mais plus tard votre point d'arrivée dans la vie sera très différent.

Vous comprenez comment un petit changement de votre état dans le présent peut avoir des conséquences importantes sur votre futur. En réajustant vos énergies et en nettoyant vos vieux blocages, vous vous réalignez automatiquement différemment.

Tout le monde traîne avec soi, dans son champ énergétique, la trace des événements passés. Les émotions violentes et douloureuses laissent des marques qui restent là, silencieuses et toxiques. Les gens n'en ont généralement pas conscience parce qu'ils s'y sont habitués. Alors, en vous débarrassant de certains freins, puisque que vous êtes plus sain, plus harmonieux et fluide énergétiquement votre futur le sera aussi.

Je reçois souvent des témoignages de patients qui, après leur séance, ont trouvé un travail, un conjoint ou un logement. Certains sont partis s'installer dans un autre pays, avec une nouvelle vie dans les mois qui ont suivi. Parce qu'ils ont lâché leurs énergies bloquantes, et aussi parce qu'ils ont agi.

L'action est très importante. Le magnétiseur n'est pas un magicien, il est là pour aider les gens à avancer et s'épanouir, mais c'est à eux de faire les efforts nécessaires.

Il arrive aussi, c'est moins fréquent heureusement mais ça existe, qu'après leur visite la vie de mes patients bascule.

Une jeune femme est venue consulter parce qu'elle ne supportait plus son travail. Elle était épuisée, l'ambiance avec ses collègues était lourde. Elle exerçait une profession qu'elle avait choisie sur les conseils de sa famille mais qui ne lui offrait pas la possibilité de s'épanouir. Suite à sa séance, une avalanche d'évènements complètement improbables et imprévisibles (une panne de voiture en se rendant à un rendez-vous hyper important, etc.) ont fait qu'elle a perdu son emploi. J'espère qu'elle a profité de cette occasion pour se reconvertir dans une activité qui lui convient.

D'autres personnes, qui sont émotionnellement et énergétiquement dévastées à cause d'une relation de couple qui se passe mal, se séparent très rapidement. Et pourtant, elles étaient venues consulter dans l'espoir que cela apaiserait ou relancerait leur vie amoureuse.

Les énergies font ce qu'elles veulent. Lorsque votre rayonnement change, votre vie se replace différemment. La plupart du temps, c'est fluide et progressif. Mais il arrive que le changement s'opère de façon radicale et cela, ce n'est pas de la responsabilité du magnétiseur.

En changeant votre point de vue, vous agissez autrement.

Quand la vie vous pousse vraiment à changer, vous devez essayer de vous détacher le plus rapidement possible de votre ancienne existence dans laquelle vous trouviez un certain confort, et accompagner le mouvement. C'est une crise de croissance, une ouverture vers une nouvelle vie. Ça secoue, mais il faut y aller !

Il arrive que des personnes vivent une très belle séance et repartent visiblement transformées. Elles sont joyeuses et rayonnantes, se sentent en pleine forme et prêtes à croquer la vie à belles dents et à réaliser leurs rêves. Reconnectées à elles-mêmes, elles ont retrouvé cette joie de vivre qu'elles n'avaient plus ressentie depuis longtemps.

Pourtant, quelques semaines plus tard, elles me recontactent en disant que leur belle énergie retrouvée n'a pas tenu et qu'elles sont retombées à leur point de départ. Pourquoi ?

Parce qu'elles n'ont pas agi. Elles n'ont rien changé à leurs habitudes, sont restées dans leur zone de confort et leur routine habituelle. La passivité et l'inaction n'apportent pas de résultat.

Si vous êtes au cœur de l'hiver et que vous avez froid chez vous, que quelqu'un vient et vous allume du feu dans votre cheminée, aussi fort et chaud soit-il, si vous n'y remettez pas du bois le feu s'éteindra. L'énergie c'est pareil.

Il y a une loi dans l'univers qui dit que tout ce qui ne grandit plus commence à rétrécir. Ce qui n'avance plus commence à s'enfoncer, parce que le mouvement est indispensable à la vie. Tout est en mouvement autour de nous.

Un talent, une force, une possibilité inemployés s'étiolent et tendent à disparaître quand on ne s'en sert pas. A l'inverse, si vous utilisez vos capacités, elles grandissent et se renforcent.

C'est très bien de se former et d'apprendre. Mais c'est encore mieux si vous utilisez et mettez en pratique les belles choses que vous avez apprises. Comme dit le proverbe : c'est en forgeant que l'on devient forgeron.

Prenez des initiatives ! Faites des démarches, réécrivez votre CV et envoyez-le partout ! N'attendez pas la réponse pour refaire autre chose. Changez de style de vie, éteignez la TV et prenez vos distances avec les réseaux sociaux. Sortez. Repeignez votre logement et changez la disposition des meubles… Chaque action que vous posez est une possibilité offerte, une main tendue à la vie pour vous faire progresser.

Une nouvelle habitude, une meilleure façon d'être peuvent se mettre en place très rapidement. Faites un effort pour changer et vous améliorer et très vite, vous deviendrez une meilleure version de vous-même. Vous n'aurez bientôt même plus besoin d'y penser parce que c'est votre état naturel.

Se sentir être la meilleure version de soi est la clé du bonheur.

29.   Félicitations !

Vous avez terminé la première partie de ce livre. Vous savez maintenant tout ce qu'il faut pour commencer à travailler avec les énergies qui nous parcourent, nous font vivre et avancer.

Vous avez appris les grands principes de fonctionnement de l'énergie dans votre corps. Vous savez comment elle circule, et les règles à suivre pour la fluidifier et la nettoyer.

Vous connaissez l'état du cerveau vide et clair, et le pouvoir de l'intention.

Vous avez compris que les êtres vivants fonctionnent aussi avec les énergies extérieures, et que celles-ci sont vitales pour nous. Vous avez appris les bases du Feng-Shui, et aussi pourquoi les murs de nos maisons se chargent d'énergies résiduelles au fil des années. Vous savez comment faire pour les nettoyer.

Vous savez comment votre aura fonctionne et communique avec les autres. Vous comprenez l'importance de vous ouvrir et de laisser passer les flux d'énergie pour une meilleure santé, de belles relations avec les autres et une vie plus fluide et plus heureuse.

Il est temps maintenant de commencer à mettre en pratique vos nouvelles capacités.

La deuxième partie de ce livre vous propose une série d'applications concrètes et utiles, avec des procédés bien détaillés.

En suivant les exemples que je vous donne, vous allez pouvoir vous entraîner à magnétiser sur des objets, sur les autres et sur vous-même. Je vous souhaite un bon entraînement, et de très belles énergies.

PARTIE 2 :

EXEMPLES PRATIQUES

30.   Vaincre la peur

Avant de combattre l'ennemi, il est nécessaire de bien l'identifier. Il faut savoir où il est, comment il se manifeste et à quelle occasion. Il faut l'étudier comme le ferait un stratège, savoir où il vit, quand et comment il se réveille, collecter un maximum de renseignements sur ses habitudes, sa façon d'agir et de réagir.

Avec la peur ou l'angoisse c'est la même chose. Vous devez commencer par l'étudier, apprendre à bien la connaître et la reconnaître afin de pouvoir, plus tard, la vaincre.

L'angoisse se manifeste par une tension, une crispation dans le corps. Où est-ce que cela se passe en vous ? Est-ce plutôt dans le ventre, ou dans la poitrine et le sternum ? Est-ce que cela remonte jusque dans le cou et la mâchoire ? Jusque dans le crâne peut-être (alors vous avez l'impression d'avoir une enclume posée sur la tête, et des migraines effroyables ?

L'angoisse existe à la fois dans votre tête et sur le plan physique. Apprenez à la localiser pour pouvoir la travailler et l'évacuer aussi depuis votre corps.

Exercice :

1. De préférence en position assise, avec le dos bien droit, prenez trois grandes respirations. Il n'est pas important de respirer par le nez ou par la bouche. Faites comme vous sentez, du moment que vous respirez le plus profondément possible.

2. Fermez les yeux et observez ce que vous ressentez dans votre corps. Localisez les plus gros nœuds et points de tension.

3. Choisissez-en un et posez votre main à plat dessus. Gardez vos yeux fermés.

4. Posez votre autre main à plat sur votre front et ressentez-là. Sentez le contact de votre main sur votre front : sur la peau, la pression sur l'os aussi. Ressentez bien tout votre front.

5. Les yeux fermés, fixez votre attention sur un point situé entre vos deux yeux. Regardez ce point de l'intérieur. Restez comme ça un moment.

6. Gardez la main qui est sur votre front en place et posez l'autre à plat derrière la tête, là où les vertèbres rentrent dans le crâne.

7. Imaginez que vos deux mains sont reliées à travers votre tête : elles sont cousues entre elles ou collées. Restez comme ça un moment.

8. Enlevez la main qui est derrière votre tête et posez-la à plat sur le sommet de votre crâne. Vous avez maintenant une main sur le front et une au-dessus de la tête.

9. Toujours les yeux fermés, enlevez vos deux mains et applaudissez trois fois au-dessus de vous, à la verticale de votre tête et de votre colonne vertébrale.

31. La méthode simple pour les Chakras

Les Chakras sont des portes invisibles qui servent à connecter votre corps aux énergies environnantes. Leur bon fonctionnement permet d'approvisionner en énergies les différents organes de l'organisme et donc de maintenir une bonne santé physique et mentale.

On peut stimuler les Chakras de deux manières : par un toucher doux et /ou en les ressentant dans l'aura de la personne.

* Par le toucher :

En posant un ou deux doigts, très légèrement, sur l'emplacement de chaque Chakra on stimule celui-ci. Le contact doit être léger car cela permet de mieux ressentir ce qui se passe. On peut alors percevoir de très légères modifications par le toucher. Par exemple une légère ondulation, ou une vibration, ou un changement de température entre la peau de la personne et les doigts du magnétiseur. Ce ressenti dans la palpation est important. C'est un signal qui indique que quelque chose a été modifié sous vos doigts. On sait alors que le soin est passé, et qu'il est temps de retirer ses doigts.

Dans tous les cas, et si on ne ressent rien, il faut éviter de stimuler les Chakras plus d'une minute chacun pour éviter de les dérégler.

- Dans l'aura :

Cette technique est beaucoup plus subtile et demande une certaine habitude. Le magnétiseur, en approchant doucement ses mains de la personne doit percevoir comme une sorte de très légère résistance qui entoure celle-ci. C'est la sensation tactile de son champ magnétique. Son aura.

En se plaçant au niveau des Chakras, à une certaine distance (qui varie selon les personnes) on peut toucher et ressentir le mouvement qui en émane. Certains touchent du bout des doigts, d'autres préfèrent glisser la paume de leurs mains le long de la personne.

L'avantage de cette méthode est qu'en passant successivement au-dessus des sept Chakras principaux, on peut évaluer et comparer leurs énergies.

Cela permet de savoir ceux qui doivent être relancés plus que les autres, et cela donne des indications sur les problèmes que l'on a de fortes chances de trouver chez cette personne. La réactivation des Chakras dans l'aura est une technique très efficace et pertinente.

N'oublions pas que les Chakras sont des corps énergétiques invisibles. L'élément subtil et invisible est leur domaine, et donc l'aura leur est beaucoup plus proche que le contact physique.

Pour travailler avec les Chakras sans être un spécialiste, on peut se dire que ces portes énergétiques agissent sur les organes qui sont autour. On dit que les Chakras sont là où ils doivent être.

Ainsi, le Chakra 2 aura une action sur les organes génitaux, le 3 sur le système digestif, le 4 sur le cœur et la circulation sanguine, le 5 sur les poumons et la respiration, le 6 sur la tête et le 7 sur tout (parce que c'est le généraliste). En cas de douleurs, stimulez aussi le Chakra 7.

Ne manipulez jamais le Chakra 1.

En effet, toucher le Chakra 1 est compliqué (il est mal placé), en plus c'est inutile et vous risqueriez de perturber la personne. Croyez-moi, travailler sur les six autres Chakras (numérotés 2 à 7) est largement suffisant. Ils couvrent à eux six tout l'organisme et permettent de tout rééquilibrer. Sans danger ni pour le patient ni pour le magnétiseur.

Maintenant, vous en savez assez et vous pouvez commencer. Rappelez-vous : on touche au niveau des Chakras avec un contact léger. Si on ressent qu'il se passe quelque chose, on arrête car cela signifie que les courants d'énergie ont été relancés et il ne faut pas forcer au-delà. Enfin, si on ne ressent rien, on ne laisse pas ses doigts posés sur les Chakras plus d'une minute.

Voici quelques exemples concrets de mise en pratique.

- Perte de poids :

Stimuler les Chakras 3 et 7. Pour plus d'efficacité et relancer les énergies vers l'intérieur du ventre on peut en plus pincer et stimuler aussi les deux côtés du nombril (entre 2 et 5cm de chaque côté du nombril).

- Règles douloureuses :

Stimuler les Chakras 2 et 7

- Stress :

Stimuler les Chakras 2, 4 et 7

- Troubles de mémoire :

Stimuler les Chakras 6 et 7 en même temps (une main sur chaque) et terminer par le creux derrière le crâne en haut du cou.

- Baisse de forme :

Stimuler les Chakras 2, 3 et 7. A faire chaque jour pendant une semaine. Une minute maximum sur chaque Chakra.

Attention : les actions sur les Chakras peuvent vous aider à relancer et rééquilibrer vos énergies, mais ne dispensent pas de consulter un médecin. En cas de problème de santé, les Chakras ne soignent pas et vous devez appeler votre docteur.

32.   Equilibrer son énergie vitale

Voici un petit exercice qui vous permettra de rééquilibrer votre énergie en harmonisant vos Chakras. Cela vous demandera une dizaine de minutes, en enchaînant une série de postures simples. A la fin de l'exercice, vous aurez réaligné et stimulé votre méridien principal, et l'énergie circulera intensément dans votre corps.

1. Tenez-vous debout, jambes légèrement écartées.

2. Frottez vigoureusement vos deux paumes de mains l'une contre l'autre pendant quelques dizaines de secondes.

3. Joignez vos mains bien à plat l'une contre l'autre avec les doigts serrés. Tout au long de l'exercice les mains resteront dans cette position et vous ne devez pas les séparer.

4. Placez vos mains jointes au milieu de la poitrine, à hauteur du quatrième Chakra. Les doigts sont dirigés vers le haut, c'est une posture de prière. Restez comme ça un moment. Vous êtes en train de vous recentrer dans votre cœur.

5. Montez vos mains toujours jointes, les doigts vers le haut et posez-les sur le dessus de votre tête (Chakra 7).

6. Descendez vos mains jointes au niveau du front.

7. Les mains toujours collées, basculez vos doigts vers le bas et posez-les au bas de votre pubis.

8. Remontez et placez-les à hauteur du bouton du pantalon.

9. Sans décoller les poignets de votre corps, retournez les mains pour que vos doigts pointent vers le haut. Vous devez être au niveau de votre estomac.

10. Placez vos mains toujours jointes en haut du sternum (Chakra 5), à la jonction avec les clavicules. Les doigts restent vers le haut.

11. Ecartez vos bras bien droits à l'horizontale de chaque côté de votre corps. Les bras sont tendus et les mains ouvertes vers l'avant avec les doigts naturellement écartés. Restez un moment dans cette position.

La durée dans laquelle vous devez tenir chaque posture est variable. Cela dépend de votre ressenti. Suivez votre instinct, et ne vous inquiétez pas si vous éprouvez le besoin de rester plus longtemps sur certains points que d'autres. C'est tout-à-fait normal. Cela veut dire que vos Chakras n'ont pas tous les mêmes besoins au moment où vous faites ce travail.

Voilà, félicitations. Vous avez-vous-même réaligné et relancé vos Chakras comme un professionnel.

33.   Amaigrissement

Voici deux moyens simples pour vous aider à perdre du poids en relançant et dynamisant votre énergie. Le premier vous aide à redéployer vos énergies en vous-même ainsi que dans votre aura. Le deuxième vous permet d'évacuer le stress et les émotions parasites avant qu'elles ne s'installent et prennent de la place dans votre corps.

- Première technique : méditation et respiration

Voici un petit exercice assez simple qui vous permettra de vous recharger en énergie en quelques minutes. Vous aurez besoin de vous isoler dans un endroit calme, où vous serez certain de ne pas être dérangé. A la fin de cet exercice, vous aurez rééquilibré et harmonisé les mouvements d'énergie qui ondulent doucement entre votre corps et l'extérieur. Vos flux verticaux et horizontaux seront amplifiés et souples.

Positionnez-vous assis bien droit ou couché sur le dos.

1. Regardez droit devant vous avec le regard vide. Ne fixez rien, et rappelez-vous que la vision, c'est de la lumière qui entre dans les yeux. Laissez entrer la lumière et avec elle l'image de l'endroit où vous êtes. Respirez profondément mais sans forcer. Votre attention ne doit pas être accaparée par votre respiration.

Laissez la vue et la lumière entrer dans vos yeux et traverser votre regard.

Posez vos deux mains l'une sur l'autre à plat au milieu de votre poitrine, juste entre les seins (Chakra 4). Que la main droite soit au-dessus ou la gauche n'a pas d'importance.

Fermez les yeux et respirez au moins dix fois calmement par le ventre. Imaginez que votre ventre est un ballon et que l'air entre par le nombril. Laissez-vous remplir par le nombril et sentez-vous grossir et vous dilater dans toutes les directions. Tranquillement. Autorisez-vous à prendre de la place. Ne soyez pas réticents à l'idée de vous sentir grossir : ce qui est formidable avec l'énergie c'est que cela va avoir exactement l'effet inverse.

En respirant par le ventre comme si l'air entrait par le nombril et en vous dilatant, vous arrêtez de vous limiter. Vous ne retenez plus votre aura en vous mais vous reprenez votre juste place. Vous libérez votre énergie et votre corps aussi se libère et s'affine.

2. Respirez maintenant dans votre cage thoracique et sentez bouger votre sternum, qui se soulève à l'inspiration et reprend sa place à l''expiration. Sentez ce mouvement de va et vient du sternum qui avance et recule. La confiance en soi se libère par le sternum. Sentez-vous grandir et vous déployer à chaque inspiration. Vous devenez de plus en plus lumineux et vivant.

Restez comme ça un moment.

Voilà, c'est parfait. Vous avez réappris à votre corps énergétique à reprendre sa vraie place. Maintenant, vous devez lui en donner l'habitude. Recommencez cet exercice très régulièrement, idéalement une ou deux fois par jour.

Les soucis de surpoids sont liés à des énergies qui ont du mal à se déployer tout autour. En vous réhabituant à prendre plus de place, vos énergies arrêtent de rebondir sur une sorte de mur invisible érigé tout autour de vous. Vous reprenez votre vraie place, d'abord sur le plan énergétique et ensuite dans votre corps et dans votre vie. Tout est lié.

- Deuxième technique : le mouvement et l'instinct

Danser est une vraie forme de méditation par le mouvement. Encore faut-il le faire correctement. Pour cet exercice, je vous conseille d'être seul chez vous, à l'abri des regards et du jugement des autres.

Mettez de la musique. Quelque chose qui vous plait, et peu importe que ce soit rapide ou pas. Suivez votre envie. Commencez à danser… et oubliez les règles ! Vous êtes seul chez vous, personne ne vous voit et vous voulez retrouver une manière de danser primitive, instinctive. Quelque part en vous, dans vos gènes ou vos mémoires cellulaires, il existe cette mémoire de danse tribale, facile. Vous avez eu comme tout le monde des ancêtres primitifs.

Reconnectez-vous au sauvage qui dort en vous. Retrouvez cette mémoire et faites-le. Dansez, tournez, sautez, jetez-vous par terre s'il le faut. Imaginez que vous êtes un chasseur-cueilleur préhistorique, un chef de tribu, un chamane, un indien d'Amérique ou qui que ce soit qui vous inspire. Soyez comme les enfants : dansez librement et jouez à être un humain instinctif et naturel. Votre mental et votre corps vous en seront reconnaissants.

Placez votre ressenti dans vos mains et vos pieds en dansant. Laissez vos mains et vos pieds faire n'importe quoi et suivre leur propre volonté. C'est extrêmement libérateur. Vous expulsez des flots d'énergies usées qui s'évacuent par vos extrémités.

Cette technique de nettoyage et d'élimination par le mouvement est très agréable et efficace. Personnellement je l'aime beaucoup. Cela vous aide à vous déconnecter du mental, et à vous libérer sur tous les plans. Ça stimule le corps et l'esprit.

La danse est un instinct naturel. En dansant de manière complètement spontanée et en suivant votre corps, vous faites sauter beaucoup de blocages et relancez vos énergies dans vous, dans votre aura et dans votre vie.

34.   Energie vitale, eau et alimentation

Connaissez-vous les expériences faites sur la mémoire de l'eau par Monsieur Masaru EMOTO ? Ce chercheur japonais a congelé des molécules d'eau, puis les a soumises à un déferlement d'intention avant de les photographier au microscope. Dans le premier cas, il a crié et insulté le récipient contenant de l'eau : les cristaux se sont réorganisés de manière anarchique, désordonnée. Dans le second cas, il a déversé de l'amour sur un récipient d'eau, et les cristaux se sont organisés en formes harmonieuses et très belles. Si vous ne connaissez pas, je vous invite à aller voir sur internet. Ça vaut vraiment le coup.

Votre alimentation est essentiellement composée d'eau. Je ne veux pas dire que vous vivez d'amour et d'eau fraîche. Mais tout ce que vous mangez contient de l'humidité, donc de l'eau.

Recherchez Masaru EMOTO et voyez comme la mémoire de l'eau est belle.

Monsieur Masaru EMOTO a découvert que les molécules d'eau se réorganisent différemment selon les énergies qui ont été envoyées dessus. Un échantillon d'eau sur lequel aura été imprimée une intention de paix et d'amour formera des cristaux absolument magnifiques. Vous trouverez facilement des photos et des explications sur internet.

Votre corps lui-même est composé en majeure partie d'eau (plus de 70%). En se référant aux expériences réalisées par Monsieur Masaru EMOTO, si vous avez une pensée d'amour et de reconnaissance sur ce que vous mangez, alors les molécules d'eau présentes dans cet aliment se réorganiseront de manière plus douce, plus agréable.

Le contenu de votre assiette, une fois que vous y aurez porté attention avec bienveillance sera plus sain pour vous. En disant à votre nourriture combien vous l'aimez et en la remerciant de vous nourrir, vous améliorez beaucoup sa qualité.

Vous n'avez pas besoin de parler à voix haute au contenu de votre assiette. Inutile de déclamer à votre repas combien vous l'aimez et le remercier au restaurant, ou chez des amis. Mais vous pouvez le faire mentalement, dans votre tête en y mettant toute votre intention et tout votre cœur. Soyez reconnaissant d'avoir à manger tous les jours, remerciez et appréciez.

Avoir une intention d'amour et de reconnaissance envers sa nourriture est le premier point. Il est très important.

Le deuxième, c'est que votre aura détient le pouvoir de modifier la qualité de ce que vous mangez.

Le halo de lumière qui émane de vous et qui vous entoure en permanence peut aussi être une sorte de purificateur. Le fait d'imprégner de votre aura votre nourriture avant de la manger permet de la bonifier et de la préparer à intégrer votre organisme.

Voici comment faire :

Avant de manger, et surtout si vous avez des doutes sur la fraîcheur d'un aliment, ou sur la propreté de la vaisselle, vous allez discrètement toucher celui-ci avec l'aura de votre main.

Prenez d'abord conscience de votre main et de vos doigts. C'est-à-dire que tout en étant assis dans une position et une attitude tout-à-fait normale, vous mettez votre attention dans votre main. Vous la ressentez, là, au bout de votre bras. Prenez conscience de là où elle se trouve, de la position de vos doigts, de sa chaleur. Restez comme cela un petit moment.

Ensuite, prenez une grande inspiration par le nez en ayant l'intention de vous charger en énergies positives. Expirez ensuite doucement par la bouche, avec la ferme intention d'expulser tout ce qu'il y a de malsain en vous. Recommencez une deuxième fois ce processus d'inspiration – expiration. Terminez par une dernière inspiration, toujours avec la volonté de vous charger en énergie.

Placez votre main (le bout des doigts, ou la paume, c'est comme vous le sentez) au-dessus de votre nourriture, sans la toucher mais assez près. Vous touchez les aliments avec votre aura, votre lumière d'être humain. Essayez de ne penser à rien d'autre qu'à votre main au-dessus de la nourriture.

Restez comme ça un petit moment, jusqu'à ce que vous ressentiez un changement de sensation dans vos doigts ou votre paume.

Ce retour d'énergie vous informe que le travail est

terminé, la nourriture est chargée par votre fluide. C'est une sensation subtile, très légère. Il peut s'agir de picotement, de chaleur, ou d'une sensation de pression, une matière invisible et dense qui se forme sous les doigts.

Si vous ne ressentez rien ce n'est pas grave. Ce n'est pas parce que l'on ne voit pas quelque chose que cela n'existe pas (comme l'air, par exemple). Dans ce cas, si vous ne ressentez rien alors laissez votre main en place au moins une minute. Jusqu'à trois minutes si vous avez vraiment des doutes.

Au bout de trois minutes, les aliments auront de toute façon reçu de votre belle énergie humaine et s'en seront imprégnés. Ils sont maintenant nettoyés, purifiés et chargés en accord avec votre énergie. Votre nourriture vibre en phase avec vos cellules et vous l'intégrerez plus facilement, pour le plus grand bénéfice de votre organisme.

J'ai souvent voyagé dans des pays réputés sanitairement dangereux pour les occidentaux. J'y ai mangé dans des gargotes, ou chez l'habitant. J'ai souvent acheté de la nourriture dans la rue, bu de l'eau du robinet, etc. Toujours, j'ai appliqué cette méthode que je viens de vous décrire et je n'ai jamais été malade. Quand je voyageais avec mes enfants en bas âge, je le faisais systématiquement sur tout ce que je leur donnais, et eux non plus n'ont jamais été indisposés.

C'est une petite précaution facile, qui ne coûte rien. La nourriture ainsi traitée devient véritablement plus saine, plus vibrante grâce aux vertus purifiantes et énergisantes de votre aura. Les aliments vous profiteront mieux car leurs énergies seront harmonisées avec les vôtres.

35.   Magnétisme et cosmétiques

Votre aura, c'est-à-dire le halo d'énergie qui émane de toute personne humaine, a des propriétés purifiantes et énergisantes. C'est-à-dire que cette lumière liquide et vibrante qui vous entoure en permanence peut nettoyer et stimuler ce qui entre à son contact.

Vous avez la capacité naturelle de rehausser le niveau vibratoire de ce qui vous entoure.

Cette propriété de l'aura est très intéressante par rapport à la nourriture (voyez le chapitre sur ce sujet). Elle est aussi très utile pour les cosmétiques.

Grâce au magnétisme, vous n'aurez pas besoin d'acheter des crèmes et produits de beauté hors de prix. La plus simple des crèmes hydratantes vous apportera autant de résultat que la plus sophistiquée des crèmes rajeunissantes, raffermissantes, lissantes ou autres. Si vous prenez l'habitude d'utiliser cette technique régulièrement, vous allez faire de belles économies, et en plus vous aurez une mine superbe.

Voyez les travaux de Monsieur Masaru EMOTO sur la mémoire de l'eau. Ce chercheur japonais a congelé des molécules d'eau, puis les a soumises à un déferlement d'intention avant de les photographier au microscope. Dans le premier cas, il a crié et insulté le récipient contenant de l'eau : les cristaux se sont réorganisés de manière anarchique, désordonnée. Dans le second cas, il a déversé de l'amour sur un récipient d'eau, et les cristaux se sont organisés en formes harmonieuses et très belles. Intéressant, lorsque l'on sait qu'un pot de crème hydratante est fabriqué à base d'eau.

Je vous explique ici comment bonifier votre pot de crème cosmétique quotidien en vous servant d'une part des découvertes de Monsieur EMOTO sur la mémoire de l'eau, constituant de base de votre crème, et aussi en utilisant le pouvoir purificateur et énergisant de votre aura.

D'abord, appliquez la méthode ce chercheur japonais : je vous suggère d'écrire ou de coller une étiquette avec une pensée positive sur votre pot d'onguent. Cela suffit, Monsieur EMOTO en a fait l'expérience et il a démontré que même un simple texte écrit sur un récipient peut véritablement changer la structure de l'eau.

Vous pouvez donc coller ou écrire sur votre produit cosmétique des mots tels que : beauté, éclat, fraîcheur, etc. Choisissez ce qui vous parle le plus, et pensez-y avec confiance et reconnaissance en même temps que vous l'écrivez. Ecrivez à la main pour mieux transmettre votre énergie. Songez que vous êtes heureux de posséder une crème avec de telles qualités. Même si cela vous semble difficile à croire, soyez certains que ce simple petit mot agira dans le bon sens. Laissez-le en place sur votre pot ou votre tube.

Faites attention à n'inscrire sur votre pot que des termes positifs. Si vous écrivez sur votre étiquette « pas de rides » ou « anti-acné », l'effet sera inverse. Les molécules d'eau dans votre crème retiendront les mots rides et acné : pas terrible !

Ensuite, une fois que vous avez écrit votre message (bien positif et qui vous parle) sur le pot, vous allez utiliser l'énergie de votre aura, celle qui sort de vos mains, pour en renforcer l'efficacité et la mettre en accord avec votre énergie à vous.

Tenez votre pot, ou votre tube entre vos deux mains jointes en coupe, l'inscription tournée vers vous. Lisez ce mot que vous avez écrit. Lisez-le à haute voix et souriez. Inspirez puis expirez profondément trois fois, de préférence avec le ventre si vous y arrivez. Lisez et pensez très fort à ce qui est écrit, avec beaucoup de gentillesse et de tendresse. Restez comme ça une minute.

C'est tout. C'est fini. Vous venez de transmettre un peu de votre belle énergie dans votre produit, qui est maintenant en accord parfait avec vous.

36.   Beauté du visage : tonifier et drainer

Magnétiser sa crème cosmétique est une très bonne chose. Mais avant de l'appliquer, vous pouvez préparer l'énergie de votre visage par en-dessous. C'est-à-dire que vous allez aider votre visage à drainer ses énergies usées et le stimuler en profondeur pour qu'il puisse mieux recevoir.

Voici comment faire :

1. Stimulez le point situé au sommet de votre tête (Chakra 7) pendant quelques dizaines de secondes. C'est le signal de réveil : vous indiquez à votre corps qu'il va se passer quelque chose et qu'il doit se tenir prêt.

2. Stimulez simultanément les deux points situés au-dessus des sourcils à mi-hauteur du front.

3. Stimulez vos deux tempes par des petits mouvements vifs vers l'arrière (pour ouvrir l'énergie).

4. Maintenant, massez et stimulez dans toutes les directions deux points juste au-dessous des pommettes, à ras de l'os.

5. Entre la lèvre supérieure et le nez.

6. Au creux du menton.

7. Massez et titillez vos deux oreilles et les zones autour. Insistez bien sous les oreilles, entre le cou et la mâchoire.

8. Glissez vos doigts en descendant de chaque côté du cou jusqu'aux creux situés au-dessus des clavicules. Faites au moins trois passages. Vous êtes en train d'entraîner les énergies usées.

9. Massez les creux sur les clavicules puis poussez les toxines vers les épaules et descendez le long des bras, avec des gestes vifs du plat de la main. Vous balayez en surface mais aussi en profondeur sous la peau.

10. Massez le creux du coude, et recommencez à frotter le bras sur la face intérieure jusqu'à la main et jusqu'au bout des doigts. Vous venez de terminer un superbe balayage des énergies usées de votre visage.

- Bonus : se purifier avec un oeuf.

Une autre astuce consiste à faire rouler et masser délicatement votre visage, votre cou, vos aisselles et l'intérieur de vos bras avec un œuf frais entier. La forme et la matière de l'œuf ont la particularité d'absorber les énergies usées. Vous pouvez sans aucun souci utiliser cette technique sur toutes les parties de votre corps.

Par précaution, évitez de consommer cet œuf. Il est rempli des vieilles énergies qu'il a enlevé de votre peau. Vous pouvez l'utiliser plusieurs jours de suite sans problème et le jeter après, mais ne le mangez pas.

37.   Enlever les verrues

Traiter les verrues est quelque chose de très aléatoire et le succès n'est jamais garanti. Les verrues ont une sorte de personnalité propre, et on dit souvent qu'elles font un peu ce qu'elles veulent. Si l'énergie que leur envoie le magnétiseur les dérange suffisamment, alors elles partent.

Pour traiter les verrues, il vaut mieux s'adresser à un magnétiseur émetteur qui se charge en énergie pour la concentrer avant de la transmettre. Vous pouvez consulter un coupeur de feu. Ça tombe bien : ce sont les plus courants. Vous les reconnaîtrez facilement car ce sont des personnes qui vous diront qu'elles « ont du fluide ».

Si vous voulez essayer par vous-même, voici comment faire :

1. Envoyez votre énergie au-dessus de la verrue tous les jours pendant au moins cinq bonnes minutes, en émettant une intention claire de la faire partir.

2. Vous devez appuyer votre intention en vous adressant directement et à haute voix à la verrue.

En même temps que vous magnétisez, ne la quittez pas des yeux et répétez en boucle une phrase du style « Toi la verrue qui est sur ce doigt, tu t'en vas et tu ne reviens pas. Je le veux, toi la verrue sur le doigt tu t'en vas maintenant. ».

Vous pouvez adapter à votre sauce, mais voilà l'idée. Dans les campagnes, les anciens qui enlèvent les verrues le font presque toujours en récitant une prière. Ce n'est pas sans raison.

3. Ensuite, vous fermez la verrue en posant une pièce de monnaie par-dessus pendant quelques secondes. Pourquoi une pièce ? Peut-être parce qu'elle est en métal. A moins que ce ne soit, comme me l'a expliqué un vieux monsieur, pour donner à la verrue son solde de tout compte afin qu'elle puisse partir tranquille.

- Autre méthode :

Si la verrue ne veut pas partir, vous pouvez aussi essayer le jus de figuier.

Prenez une feuille de figuier et coupez la tige. Une goutte de sève blanche et une seule va couler.

Mettez cette goutte sur la verrue, en faisant attention de ne pas déborder parce que cela peut brûler. Protégez avec un pansement.

Recommencez tous les jours, pendant 4 ou 5 jours. Normalement, une verrue de ténacité moyenne doit disparaître en moins d'une semaine.

Ça fonctionne, mais encore faut-il avoir un figuier à disposition, et ne pas être en hiver.

Certaines personnes utilisent aussi la Chélidoine, ou herbe à verrues. Vous pouvez évidemment combiner plusieurs méthodes.

38.   Les problèmes de peau

Une peau à problèmes est une peau qui ne laisse pas circuler librement l'énergie.

La peau est une limite entre le dedans et le dehors. C'est une enveloppe qui vous entoure et évite que vous vous dispersions, que vous vous mélangions avec l'extérieur. La peau maintient votre unité, et vous protège. Elle permet aussi le contact avec les autres. C'est à la fois un rempart qui vous protège et vous isole de l'extérieur, mais aussi une membrane perméable qui permet de recevoir, de toucher et d'être touché.

Votre peau est un lieu d'échange et de contacts. Elle montre aussi votre unité, votre forme en tant qu'être vivant. Elle vous permet de vous situer par rapport aux autres, et elle vous en sépare en fixant les limites de votre corps. Cette notion de limites solides, concrète et visible par tous est importante.

Votre peau est la frontière entre le dedans et le dehors. Si l'ennemi vous attaque, vous tire dessus à boulets rouges, alors vous allez renfoncer votre frontière par tous les moyens. Vous allez la renforcer et poser des barbelés à l'extérieur avec des panneaux « N'approchez pas ».

Un problème de peau correspond sur le plan énergétique à une surexposition de cette enveloppe corporelle. Comme si on avait tagué le corps à la bombe de peinture pour dire « Attention ! » « Stop » ou « écartez-vous ».

Pourquoi une personne enverrait-elle un tel signal ?

Les problèmes de peau sont comme les épines des hérissons. Et mon expérience m'a montré que, paradoxalement, les problèmes cutanés sont très souvent liés à la peur d'être rejeté et de ne pas être aimé. Ils arrivent souvent quand les gens en ont marre de ne recevoir que violence ou ingratitude alors qu'ils ne demandent qu'à aimer et être respectés.

Vous pouvez essayer de traiter un problème de peau en local. Mais il est très difficile de le faire sur soi-même. Il vaut mieux demander à quelqu'un d'autre, une personne en qui vous avez confiance, d'essayer de le faire.

- Procédez en deux temps :

Commencez comme dans le chapitre sur les aliments. Approchez l'aura de votre main au plus près, sans toucher la lésion.

Restez comme ça jusqu'à ce que vous ressentiez une différence dans la sensation, un picotement ou une résistance, quelque chose qui vous prévient que c'est assez. Si vous ne ressentez rien, restez entre une et trois minutes. Recommencez tous les jours. Vous devriez constater que vous avez besoin de rester de moins en moins longtemps sur la zone à magnétiser. Parce que votre énergie s'imprègne de plus en plus profondément.

Ensuite, procédez par un survol léger du bout des doigts, à environ un centimètre au-dessus de la zone à traiter.

Faites un balayage léger, en boucles. Et terminez en évacuant les énergies inutiles ou sales par de petits mouvements vifs vers l'extérieur. Quand vous faites ceci, vous relancez et nettoyez. Le fait de magnétiser la lésion pendant une à trois minutes l'a chargée en bonnes énergies fraîches, et les vieilles énergies usées, les toxines ont tendance à remonter. Par ce balayage du bout des doigts, vous les évacuez.

- Autre méthode :

Vous pouvez aussi stimuler la jonction entre le sternum et les clavicules. Faites des massages, mettez vraiment l'intention de libérer et tonifier largement la zone où sternum et clavicules se rejoignent. Faites circuler l'énergie devant et derrière les os, et poursuivez tout le long des deux clavicules.

Cette manipulation va aider la personne à évacuer les angoisses sociales. Elle aura moins besoin de se barricader, et laissera mieux les énergies extérieures pénétrer à travers sa peau.

Enfin, si vous avez des problèmes de peau, prenez conscience de l'air qui rentre dans vos cellules à travers la peau à chaque fois que vous inspirez. Vous inspirez et vos cellules se gorgent d'air et directement à partir de l'extérieur. Faites ça très souvent.

Il n'est pas souhaitable de s'arrêter et de méditer longtemps en vous focalisant sur l'air frais qui entre en vous, parce que cela vous demanderait un gros effort (vous avez justement dans le passé mis cette barrière pour qu'on vous laisse enfin tranquille et éviter que les énergies hostiles rentrent).

Mais si vous le faites très souvent dans la journée, en prenant juste trois ou quatre inspirations par la peau, alors ça va devenir un réflexe. Vos cellules se réhabitueront rapidement à recevoir de l'énergie depuis l'extérieur, et recommenceront à le faire naturellement sans même que vous y pensiez. Cette méthode est très efficace, mais vous pouvez bien sur combiner les trois.

39.   Difficulté à faire des rencontres ?

Certaines personnes ont des difficultés à faire de nouvelles rencontres. Elles ne sont ni moins sympathiques ni moins sociables que d'autres, pas forcément timides et pourtant, lorsqu'il s'agit de se frayer un chemin vers de nouvelles personnes, elles n'y arrivent pas.

Avec les inconnus, même avec la meilleure volonté du monde, le courant ne passe pas. Ou pas vraiment. Souvent, ces personnes ont l'impression de se heurter à un mur invisible dans la discussion. Ce mur, ce sont les pensées qui font masse entre les deux personnes.

Elles s'efforcent de passer ce mur avec de mots, des phrases aimables mais le malaise ne fait que se renforcer. L'échange est uniquement verbal, et se réduit à une sorte de jeu de questions-réponses, une partie de ping-pong intellectuel. On se renvoie des mots mais pas de sentiments. Ce n'est pas cela, la vraie communication.

Pour communiquer il ne faut pas utiliser seulement votre cerveau et votre parole. Il faut aussi passer par le cœur et les émotions.

Lors d'une rencontre, pour que l'alchimie opère, il est nécessaire qu'il y ait une connexion au niveau émotionnel, un ressenti de l'autre qui se passe au niveau des énergies et qui fait que l'on se sent bien avec cette personne.

La rencontre entre deux personnes se joue aussi au niveau de leurs auras. Inconsciemment, vous captez à travers votre aura une quantité d'informations sur l'autre.

C'est un processus parfaitement naturel. Cela se produit toujours, de manière inconsciente, ultra-rapide et automatique.

Lorsque le malaise s'installe et pèse comme un mur entre deux personnes, cela signifie que l'une d'entre elles ou les deux empêchent leurs auras de communiquer librement avec celle de l'autre. Par peur de se dévoiler et pour se protéger, les gens ont souvent tendance à retenir les ondes d'émotions qui parcourent leur aura, ce qui demande une énergie énorme.

C'est pour cette raison que vous vous sentez parfois épuisé près une simple conversation. Alors, un bon conseil : lâchez tout !

La bonne nouvelle c'est que dans une relation, il suffit qu'une seule personne baisse sa garde et ouvre grand son aura pour que les deux en profitent. La conversation se fluidifie quasi-instantanément et les gens sont plus à l'aise.

La vraie communication n'a pas besoin des mots. Ouvrez votre cœur.

Communiquer au-delà des mots est beaucoup plus reposant et sincère que de se forcer à entretenir une conversation avec un effort intellectuel.

Quand l'émotion passe la communication entre deux personnes devient instantanément plus facile.

Souvent il suffit d'en prendre conscience, de réaliser que vous bloquez les émotions dans votre aura pour qu'instantanément la situation s'allège. Vous laissez venir à vous les émotions de l'autre et vous laissez passer les votres librement.

Entraînez-vous dès aujourd'hui, et faites-en une habitude. Votre vie vous en remerciera dans tous les domaines.

- Mise en pratique : initiation :

A la boulangerie au ou supermarché, prenez le temps de regarder la vendeuse ou le caissier dans les yeux et souriez-lui.

Essayez d'échanger quelques mots en regardant bien la personne dans les yeux. Vous pouvez par exemple remercier cette personne de travailler le dimanche, ou lui dire qu'elle a une jolie montre. Ne dites pas seulement « Merci et bonne journée » mais ressentez-le vraiment et vivez-le. Les yeux dans les yeux.

Essayez d'établir un vrai contact avec cet inconnu, juste le temps de quelques dizaines de secondes. En même temps que vous échangez vos regards, essayez de vous ouvrir au maximum. N'ayez pas peur de montrer qui vous êtes et ouvrez grand votre cœur et votre aura.

Il s'agit d'un bref contact qui ne vous engage absolument à rien, avec quelques mots gentils mais anodins. Vous ne prenez aucun risque, alors faites que ce bref échange soit le plus complet et le plus vivant possible.

La plupart des gens ne font pas vraiment attention aux employés de leurs commerces. Mais certains oui. En vous intéressant à votre caissier ou votre vendeuse, vous lui témoignez de la considération. Appliquez-vous à avoir une vraie connexion humaine et émotionnelle avec TOUS vos commerçants.

Ces quelques secondes d'échange profond vous feront du bien à tous les deux et c'est un excellent entraînement pour lier un contact sincère et vrai avec des inconnus.

- Entraînement :

L'étape suivante consiste à cherche le regard des inconnus dans leurs véhicules, à le tenir un instant et à leur offrir votre plus beau sourire.

C'est un petit peu plus difficile parce qu'il est normal d'échanger avec un commerçant, moins avec un passant inconnu. Mais la vitre vous sépare.

Si vous conduisez, alors pratiquez cet échange de regards et de sourires dès que vous êtes arrêté à un feu rouge au feu rouge. Regardez le conducteur dans la voiture à côté. Captez son regard, ouvrez votre cœur et souriez-lui.

A pied, postez-vous sur un trottoir et cherchez le regard des gens dans leurs voitures ou dans le bus à l'arrêt. Essayez d'établir un vrai rapport de séduction non verbale, juste par le regard et le sourire. Ouvrez-vous et laissez l'autre vous regarder aussi. Vous êtes quelqu'un d'accueillant.

C'est un excellent entraînement pour ne pas perdre vos moyens le jour où vous croiserez la bonne personne si vous êtes célibataire.

- Perfectionnement :

Vous l'avez deviné, votre prochain défi sera de le faire en marchant dans la rue.

Promenez-vous dans la ville et essayez de capter le regard des passants que vous croisez. Souriez-leur en gardant vos yeux dans les leurs, ouvrez-leur votre âme pendant quelques secondes et continuez tranquillement votre chemin.

C'est facile, ce n'est pas agressif et c'est l'attitude normale d'une personne heureuse et bien dans sa peau.

Si la personne que vous venez de croiser vous plait, retournez-vous : il y a de grandes chances que lui ou elle aussi se soit arrêté pour vous suivre des yeux. Bingo ! Vous avez fait une touche. Souriez-lui à nouveau, et laissez la magie de la rencontre opérer.

Félicitations. Maintenant, vous êtes prêt à faire des rencontres facilement n'importe où et n'importe quand.

Entrainez-vous encore et encore, jusqu'à ce que vous n'ayez plus besoin d'y penser et que ce soit un réflexe, votre état naturel. Vous serez surpris de voir que très rapidement vous n'aurez plus besoin de chercher le contact avec les autres. Ce sont maintenant les autres qui viennent à vous.

Vous avez réactivé votre état vibratoire de personne ouverte et amicale, et cette belle énergie lumineuse irradie tout autour de vous. Les gens le ressentent. Ils savent inconsciemment que vous êtes quelqu'un de naturellement ouvert aux énergies des autres, offert aux belles rencontres et à la vie. Votre présence est attirante, et vous avancez avec confiance dans la vie.

Vous allez pouvoir faire de nombreuses et vraies rencontres, mais aussi vous ouvrir des tas de possibilités et d'opportunités. Votre vie va être formidable !

40.   Bravo !

Vous voici maintenant arrivé à la fin de cette partie sur les énergies humaines. J'espère de tout cœur que vous y avez trouvé beaucoup d'informations intéressantes et utiles.

Vous avez appris que l'énergie vitale est une forme de lumière liquide, et comment elle circule dans votre corps, entre votre corps et l'extérieur, et dans votre environnement.

Vous savez comment les événements que vous avez vécus, les traumatismes viennent obstruer les méridiens et bloquer le passage des énergies. Vous savez trouver les points de blocage par un toucher léger, sur le corps ou dans l'aura, et comment faire pour prendre le pouls énergétique de la personne et ressentir dans votre propre corps ce qui ne va pas.

Vous connaissez maintenant ma méthode du regard inversé pour voir les auras, et ce que veut dire avoir le cerveau vide et blanc. Vous avez compris comment et pourquoi cet état est important et va vraiment beaucoup vous aider à être plus reposé et plus performant dans tous les domaines de votre vie. Prenez l'habitude du cerveau vide et blanc, et je vous garantis que votre vie va rapidement changer en mieux.

Vous savez magnétiser un objet, un produit (cosmétique par exemple) ou votre nourriture. Vous pouvez harmoniser l'énergie de tout ce que vous consommez avec votre propre énergie vitale, pour une meilleure assimilation par votre organisme.

Vous avez appris plusieurs techniques simples pour relancer les Chakras et les courants d'énergie vitale. Vous avez pris conscience que vos énergies sont plus grandes que votre propre corps, et vous savez qu'il est bénéfique de laisser votre énergie rayonner naturellement autour de vous, pour bien communiquer avec les autres, pour perdre du poids, pour vous reconnecter à vous-même, aux énergies de l'univers et pour libérer votre vie.

Vous savez que votre aura fait partie de vous, qu'elle véhicule vos émotions et joue un rôle important dans les relations. Vous avez intégré qu'une bonne et belle aura est fluide et libre, sans barrage. Et vous avez compris qu'ouvrir votre aura facilite la communication et permet aux autres de venir naturellement vers vous.

Vous savez aussi comment le simple fait de changer légèrement de place peut vous permettre de vous retrouver dans un courant d'énergie environnante beaucoup plus agréable, et sauver votre soirée ou votre entretien professionnel.

Vous avez maintenant à votre disposition toutes les connaissances indispensables pour comprendre et utiliser au mieux les énergies.

Vous disposez d'outils efficaces et simples, qui vous aideront à vous mettre en condition, à vous entraîner et à pratiquer au quotidien pour vous-même et pour les autres.

Les énergies vous offrent des possibilités fabuleuses. Elles sont là, toujours présentes et ne demandent qu'à faire leur travail : vous reconnecter à vous-même et vous aider à avancer naturellement dans la vie.

Si vos énergies circulent bien à l'intérieur de vous, alors vous êtes en forme et vous vous sentez bien. Si elles sont fluides entre vous et l'extérieur, c'est votre vie toute entière qui devient plus simple. Se trouver au bon endroit, au bon moment et avec les bonnes personnes est aussi une affaire d'énergies qui se connectent.

Avancer dans la vie avec les énergies, c'est exister en confiance, être curieux et ouvert. Expérimentez, testez et découvrez de nouvelles choses. Les possibilités sont infinies et tout est là, à votre portée.

Je vous souhaite un magnifique chemin de vie, en harmonie avec la belle personne que vous êtes.

Merci et bonne continuation.

Je reste à votre disposition ici : www.lch-info.fr

Si vous avez aimé ce livre, si vous pensez qu'il vous a apporté des informations utiles, avant de le refermer, <u>s'il vous plait pensez à le noter et laisser votre avis</u>. Je vous en remercie très chaleureusement d'avance.

41. Remerciements

Je remercie de tout mon cœur :

Mes patients, pour leur confiance.

Mes confrères, pour tout le fabuleux savoir qu'ils ont bien voulu me partager.

Mes amis, copains, proches ou moins proches, pour être là quand j'ai besoin de complicité et de chaleur humaine.

Mes lutins.

Mention spéciale pour Suzanne, son formidable travail de relecture et sa positivité.

Merci beaucoup.

A propos de l'auteur

Voici une petite annexe très personnelle.

Pour commencer, je vous partage mon plus vieux souvenir : je suis un bébé, couchée sur le dos dans un landeau. Je regarde le ciel bleu parsemé de quelques nuages blancs, il y a des feuilles d'arbre qui bougent doucement sous une brise lègère... je me sens bien. Soudain, une personne se penche vers moi, son visage surgit dans mon champ de vision comme une grosse explosion noire. C'est une femme, elle sourit et s'apprête à me « gouzouigouzouter » mais instantanément, je ne l'aime pas. Et je me mets à pleurer.

J'ai toujours eu une forme d'hyper-sensibilité aux énergies et mon enfance a été assez compliquée. J'avais assez souvent des réactions et des comportements que les adultes ne comprenaient pas. J'aimais les animaux et la nature, je voulais devenir vétérinaire. Je me liais facilement avec les autres enfants, mais j'avais aussi de grands besoins de solitude, et dans ces moments-là je lisais beaucoup de livres. J'ai toujours adoré apprendre.

En 1994, j'ai eu un grave accident avec de multiples fractures : mes radios ressemblaient vraiment à une carte du ciel ! Je me suis retrouvée sur un lit d'hôpital, à essayer de me lever mais lorsque je regardais mes jambes, il y en avait une qui n'avait pas bougé. Pourtant, je sentais le mouvement à l'intérieur de mon corps comme si je l'avais réellement fait.

C'est à partir de ce moment-là que j'ai commencé à travailler la perception des énergies dans le corps. Pour me remettre en mouvement d'abord, puis ensuite pour rester en bonne santé et continuer à progresser. Depuis, je n'ai jamais cessé d'apprendre et de découvrir les possibilités infinies et merveilleuses de nos énergies.

La vie est pleine de surprises, et les difficultés sous offrent souvent une possibilité de nous dépasser en donnant le meilleur de nous-même. C'est en faisant de notre mieux, en toutes circonstances et en refusant de nous laisser écraser par nos problèmes (qui n'ont finalement que l'importance et la durée que NOUS décidons de leur accorder) que nous avançons et grandissons.

En faisant de notre mieux, en restant alignés et cohérents avec nos valeurs et nos sentiments, nous sommes en accord avec qui nous sommes vraiment. Et lorsque nous sommes nous-même, nous nous sentons à notre place. Nous agissons en accord avec notre énergie, et la vie s'aligne.

Je vous souhaite à tous de devenir chaque jour la meilleure version de vous-même. C'est un travail sans fin, nous pouvons choisir de grandir plutôt que de vieillir, chaque jour toute notre vie et cela vaut vraiment le coup. Le bonheur est si facile quand nous sommes connectés à notre être véritable et que nos énergies sont naturellement en harmonie avec celles du monde qui nous entoure.

Bonne chance, et que Dieu vous aide.

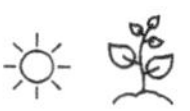

Si Dieu existe, et s'Il peut tout,

alors nous vivons dans un monde

où tout est possible.